DORMEZ MIEUX

grâce aux secrets des grands sportifs

Mathieu Nédélec
chercheur à l'INSEP en physiologie de la performance
Avec Alix Lefief-Delcourt

DORMEZ MIEUX

grâce aux secrets des grands sportifs

Préface de Michel Cymes
Postface de Stéphane Diagana

Vuibert

Correction : Florence Coquet
Maquette : PCA

ISBN : 978-2-311-15105-3

5, allée de la 2e D.-B.
75015 Paris
www.vuibert.fr

PRÉFACE

Quelle drôle d'idée ! me direz-vous. Qu'est-ce que votre sommeil a à voir avec celui des sportifs de haut niveau qui, d'ailleurs, sont beaucoup plus jeunes que vous ? En quoi votre insomnie chronique a-t-elle un rapport avec celle que ces sportifs éprouvent parfois avant une compétition ? Vous avez dû vous poser la question avant d'acheter ce livre... ou alors vous êtes vous-même un sportif de haut niveau et vous voulez profiter de l'expérience des autres – surtout de celle de l'expert qu'est Mathieu Nédélec.

Profiter de l'expérience des autres... voilà justement ce que la médecine nous a appris à faire depuis des siècles. Car c'est en étudiant des êtres « exceptionnels » mis dans des conditions « exceptionnelles » que l'on arrive à tirer des enseignements tout aussi... exceptionnels !

Regardez les progrès considérables que la médecine a pu faire, et qui sont directement appliqués aux communs des mortels que nous sommes, grâce à l'observation du système cardiovasculaire en apesanteur chez les astronautes. Un cœur, des vaisseaux, une circulation sanguine totalement perturbés par l'absence de pesanteur. Tellement perturbés que les mécanismes qui permettent de maintenir une tension artérielle compatible avec la vie sur terre, et donc avec la pesanteur, sont incapables de permettre aux astronautes de rester debout à leur retour. L'étude de ces phénomènes hors du commun a permis de mieux comprendre la régulation de la tension artérielle et a contribué à la mise au point de traitements.

C'est exactement la même chose pour le sommeil.

Des expériences de privation de sommeil ont été largement médiatisées, elles n'avaient pas pour but de voir « combien de temps on pouvait tenir sans dormir », mais de mieux comprendre pourquoi l'être humain ne pouvait vivre sans dormir. Une privation aux conséquences catastrophiques sur la santé.

Alors, bien sûr, les sportifs que nous admirons n'ont pas la même vie que nous. Leur hygiène de vie est quasi obsessionnelle. Souvent, on gère leurs soucis du quotidien pour qu'ils ne se consacrent qu'à l'entraînement et aux compétitions… Ce qui est loin d'être notre cas.

Pourtant, vous verrez que Mathieu Nédélec va vous captiver, que vous ayez ou pas des troubles du sommeil. Et comme nous ne sommes pas tous semblables, que chaque être humain est unique, que, face au sommeil, nous ne sommes pas tous égaux, c'est d'abord en vous écoutant, en vous analysant que vous pourrez voir à quel profil vous correspondez le mieux… Et, plutôt que de prendre des somnifères… comme tout le monde, vous profiterez des conseils adaptés à votre cas. Alors, Morphée sera votre meilleur compagnon nocturne… – eh oui, Morphée est XY !

Allez, je ne vous souhaite qu'une chose, c'est que ce livre vous tombe des mains tellement vous aurez envie de dormir.

Faites de beaux rêves.

Dr Michel Cymes

INTRODUCTION

Les Français, comme la plupart des Occidentaux, ont perdu entre 1 heure et 1 h 30 de sommeil depuis les années 1950. Aujourd'hui, un tiers d'entre eux se plaignent de leur sommeil. Les risques associés sont pourtant connus : fatigue physique et mentale, manque de concentration, baisse des performances, anxiété, prise de poids, augmentation du risque de certaines maladies métaboliques, etc. Si vous souffrez de problèmes de sommeil, vous avez sûrement déjà testé plein de méthodes, astuces et conseils pour mieux dormir, sans résultat satisfaisant. Et si vous vous inspiriez des secrets de sommeil des grands sportifs pour améliorer la durée et la qualité de vos nuits ?

Les sportifs de haut niveau sont des hommes et des femmes comme les autres, en tout cas en matière de sommeil. Comme la plupart d'entre nous, parfois, ils ne dorment pas suffisamment, c'est-à-dire moins de 7 heures par nuit. Selon les derniers chiffres disponibles[1], la durée moyenne de sommeil des Français est de 6 h 58, et, pire encore, plus d'un tiers des Français dorment moins de 6 heures par nuit. Or, ce seuil des 7 heures est aujourd'hui considéré comme la durée minimale recommandée pour bien récupérer et éviter un certain nombre de problèmes de santé. La qualité du sommeil des sportifs est aussi en question. Difficultés à s'endormir, sommeil non réparateur, somnolence et fatigue diurnes sont des problématiques auxquelles ils sont également confrontés. Comme nous, ils sont aussi très nombreux à souffrir d'insomnies (50 à 78 % des athlètes de haut niveau sont concernés), voire d'un sommeil très perturbé (22 à 26 %)[2].

Or, le sommeil est un axe clé de la préparation et de la récupération des sportifs. Aujourd'hui c'est incontestable : les plus grands champions doivent en partie leurs performances à la gestion rigoureuse de leurs nuits et de leurs phases de repos. Comment, en effet, imaginer finir un marathon, gagner un match de basket ou s'astreindre à un entraînement quotidien particulièrement exigeant après une nuit perturbée faite, par exemple, de réveils nocturnes répétés ?

Paradoxalement, le monde sportif s'est intéressé assez tard à l'importance du sommeil dans les stratégies de récupération. La preuve : 80 % de toutes les études sur le sommeil et le sport ont été publiées au cours des dix dernières années[3]. Aujourd'hui, on compte plus de 20 000 publications scientifiques sur ce sujet chaque année. Un intérêt récent que l'on peut mettre en lien avec l'augmentation du nombre de compétitions sportives ces dernières décennies, poussée par les fédérations internationales et relayée par les fédérations nationales. À la clé, des charges d'entraînement de plus en plus importantes pour les sportifs. On constate également une internationalisation croissante des compétitions, avec tout ce que cela implique sur le sommeil et la récupération (déplacements, décalage horaire…). Afin de satisfaire les médias, le début des compétitions est de plus en plus tardif.

D'autres facteurs, qui concernent la société dans son ensemble, ont également un impact négatif et créent des dérèglements : place des écrans, accélération des rythmes de vie, stress socioprofessionnel… Aujourd'hui, la recherche sur le sommeil est en pleine expansion, et les études destinées à mieux le comprendre et à trouver des stratégies efficaces pour l'optimiser se multiplient.

Je travaille sur ce sujet à l'Institut national du sport, de l'expertise et de la performance (INSEP) depuis plus de huit ans, en tant que chercheur en sciences du sport et plus précisément en physiologie de la performance sportive. Avant cela, j'ai bénéficié d'une formation à la recherche à l'École normale supérieure, puis j'ai travaillé comme préparateur physique dans le milieu du football professionnel, au Celtic Glasgow en Écosse puis au LOSC, à Lille. J'ai fait ma thèse de doctorat sur la fatigue et la récupération, et j'ai rejoint l'INSEP lors du lancement d'un projet de recherche sur l'optimisation des performances des sportifs grâce à la récupération et au sommeil. Depuis 2010, ces différents travaux de recherche auxquels j'ai participé ont déjà donné lieu à une quarantaine de publications scientifiques, et le travail continue ! J'adore travailler à la fois sur le terrain, en contact avec les sportifs et les entraîneurs, pour découvrir leurs questionnements, et en laboratoire, pour établir des protocoles de recherche originaux, dont nous pouvons ensuite faire profiter le grand public. Aujourd'hui, je suis vraiment à la charnière entre les deux, la recherche en sciences du sport et le terrain, dans le but d'optimiser le sommeil et la récupération des sportifs de haut niveau : c'est ce qui me plaît.

J'accompagne des professionnels de différentes disciplines sportives pour répondre à leurs problématiques en lien avec le sommeil. Typiquement, il peut s'agir de sportifs qui constatent un soudain dérèglement de leur sommeil, en lien avec une anxiété excessive, des ruminations, des questionnements... D'autres viennent clairement dans une optique d'optimisation de leurs performances : ils sont déjà parmi les meilleurs mondiaux, mais pensent avoir une marge de progression supplémentaire en agissant sur leur sommeil. C'est intéressant à noter, car, de manière plus générale, il n'est pas nécessaire d'attendre que notre sommeil se dérègle pour s'y intéresser. C'est aussi ce que l'on prône dans les programmes d'éducation au sommeil dispensés à l'INSEP, notamment chez les jeunes sportifs. La prévention est essentielle, et ces bonnes bases que l'on met en place très tôt sont aussi valables pour le long terme, au-delà de la carrière sportive.

Et puis, comme tout le monde, j'expérimente moi aussi les perturbations du sommeil qui peuvent toucher tout un chacun à un moment ou à un autre de sa vie. Il existe en effet des périodes où le sommeil vient à se dégrader plus facilement, notamment lors de l'entrée dans la vie active, et lors de l'arrivée du premier enfant. Je l'ai aussi constaté à titre personnel.

Le sommeil des sportifs est un sujet d'études passionnant et riche d'enseignements. Comme je le disais plus haut, les athlètes de haut niveau sont en effet des humains (presque) comme les autres. Mais, en plus des facteurs de stress classiques, ils doivent faire face à des facteurs spécifiques au monde sportif, souvent poussés à l'extrême, que nous pouvons nous aussi retrouver dans notre vie quotidienne : charge d'entraînement/de travail élevée, décalage horaire, environnement de sommeil perturbé, stress d'avant compétition/réunion importante, compétition/travail nocturne... Autant d'occasions de tester et d'expérimenter des stratégies pour améliorer leur sommeil, et leurs performances, pour ensuite les partager avec le grand public.

Bien dormir peut paraître simple. Mais quand on creuse un petit peu – et c'est là tout l'intérêt de mon travail de chercheur –, on se rend compte que le sommeil est un processus éminemment complexe. C'est une problématique qui nous concerne tous et toutes, mais il existe de nombreuses façons de l'appréhender. Dans ce livre, j'aimerais aussi vous faire passer le message suivant : parfois, nous sommes à la recherche de solutions miracles pour dormir ou pour mieux dormir, qu'il s'agisse de chacun d'entre nous dans notre vie quotidienne, ou des sportifs de haut niveau dans leur recherche de récupération. Mais le plus important est de comprendre qu'un bon sommeil repose sur des fondamentaux.

Mon objectif est de vous délivrer une série de stratégies simples à mettre en place au quotidien, dont les bénéfices sont prouvés. Vous pourrez ainsi améliorer votre sommeil et en faire, à votre tour, une véritable stratégie de récupération destinée à améliorer vos performances physiques et mentales en journée, et votre santé à long terme. Toutefois, je vous invite à persévérer : comme tout grand sportif, vous n'obtiendrez pas des résultats du jour au lendemain, mais, avec un peu de patience, ils arriveront. Il faut parfois un certain temps – quelques semaines, quelques mois – pour se construire un sommeil de bonne qualité. C'est la raison pour laquelle il vaut mieux commencer tôt. Alors, prêt à me suivre et à relever le défi ?

CHAPITRE 1

SIX BONNES RAISONS DE PRENDRE SOIN DE VOTRE SOMMEIL

Vous connaissez sûrement ces différents slogans : « mangez 5 fruits et légumes » ou encore « faites 10 000 pas par jour ». Mais en connaissez-vous un sur le sommeil ? Pas vraiment. Le sommeil a longtemps été l'un des grands oubliés des politiques de santé. On l'a souvent considéré comme acquis, voire comme secondaire, puisque la tendance actuelle est à la réduction constante du nombre d'heures qu'on lui consacre. Comme si dormir était une perte de temps. Pire encore, le fait de faire des nuits courtes et d'être ce que l'on appelle un « petit dormeur » est encore trop souvent connoté positivement, car associé à la notion de productivité. Précisons d'emblée que le fait de « trop » dormir (plus de 10 heures par nuit régulièrement) n'est pas non plus recommandé dans la population générale et est habituellement associé à un niveau de sédentarité trop important.

Heureusement, les choses commencent à changer. Depuis quelques années, de plus en plus d'études scientifiques mettent en évidence les liens entre notre qualité et quantité de sommeil d'une part, et notre santé d'autre part. En 2017, par exemple, le Dr Sylvie Royant-Parola, présidente du réseau Morphée*, a lancé avec trois confrères médecins et chercheurs un appel aux autorités sanitaires pour réclamer la mise en place d'une véritable politique de prévention

* Réseau de professionnels de santé franciliens impliqués dans la prise en charge des troubles du sommeil.

sur le sommeil[4]. «Le sommeil est vital pour la réparation physique et psychique, l'équilibre et la santé de l'individu. Dormir insuffisamment, mais aussi avoir des rythmes irréguliers de sommeil, est un facteur de risque en termes de santé publique», expliquent les signataires, qui détaillent également les nombreux autres impacts d'un sommeil de mauvaise qualité sur la santé. De plus, comme je vous l'expliquais en introduction, le sommeil est en train de devenir un facteur clé dans l'optimisation des performances et la récupération des sportifs de haut niveau.

Le manque de sommeil entraîne des conséquences immédiates et perceptibles, que vous avez déjà certainement expérimentées. Quand nous dormons mal, nous somnolons, nous sommes plus irritables, nous traînons les pieds, nous avons du mal à réaliser les tâches quotidiennes, parfois même les plus simples, et surtout il nous est plus difficile de nous concentrer et de rester vigilants et attentifs (d'où une augmentation des risques d'accidents, notamment sur la route). Mais, au-delà de ces effets à court terme, le manque de sommeil a aussi un impact à moyen et long terme sur notre santé.

LE MANQUE DE SOMMEIL AUSSI DANGEREUX QUE L'ALCOOL !

Une méta-analyse australienne récente réalisée sur 61 études[5] révèle que la probabilité d'avoir un accident semble augmenter d'environ 30 % pour les personnes qui n'ont dormi que 6 ou 7 heures, par rapport à celles qui dorment au moins 8 heures et sont bien reposées. Si vous avez dormi moins de 5 heures, vous présentez même autant de risques d'avoir un accident de la route que si vous aviez dépassé la limite légale d'alcoolémie !

Drew Dawson, l'un des chercheurs à l'origine de ces travaux, avait déjà démontré, quelques années plus tôt[6], que la privation de sommeil a les mêmes conséquences sur les performances cognitives que la consommation d'alcool. Ainsi, après 17 heures de veille, vous êtes dans le même état que si vous aviez bu trois verres de vin (0,5 gramme d'alcool dans le sang). Après 24 heures sans dormir, c'est presque comme si vous aviez bu une bouteille entière !

Depuis une quinzaine d'années, de nombreuses découvertes scientifiques permettent de mesurer de mieux en mieux l'importance du sommeil. Le manque de sommeil, même faible (une heure de moins par rapport au temps habituel), a des retentissements sur le métabolisme et le fonctionnement de notre organisme. Comme le dit Sylvie Royant-Parola : « Nous en sommes sûrs, désormais : le manque de sommeil nous tue. » « À petit feu », certes, suis-je tenté d'ajouter, mais le danger est bel et bien réel !

Avant de voir comment nous pouvons améliorer notre sommeil grâce à des mesures simples et personnalisées, voyons comment le sommeil participe à notre bonne récupération mentale et physique, et à notre santé en général, avec un focus sur ce que nous apprennent les études sur le sommeil des sportifs.

1. PROTÉGER SON SYSTÈME CARDIOVASCULAIRE

De très nombreuses études se sont intéressées au lien entre les troubles du sommeil et la santé cardiovasculaire. L'une d'elles[7], menée sur 470 000 personnes suivies pendant sept à vingt-cinq ans, a par exemple démontré que dormir moins de 6 heures par nuit augmente le risque de pathologie cardiaque de 48 % et le risque d'accident vasculaire cérébral de 15 %. Elle a aussi montré que dormir plus de 9 heures augmente également le risque cardiovasculaire, et ce principalement pour cause de sédentarité excessive. Une autre étude, publiée en 2019 dans le *Journal of the American College of Cardiology*[8], confirme qu'un sommeil insuffisant est nuisible à la santé cardiovasculaire. Les chercheurs ont mesuré la quantité de sommeil de presque 4 000 participants par actigraphie (voir p. 47), ainsi que sa qualité (en comptant le nombre d'interruptions du sommeil). Résultat : les personnes qui dormaient moins de 6 heures par nuit étaient 27 % plus susceptibles de souffrir d'athérosclérose – une maladie caractérisée par le dépôt de substances graisseuses dans les parois des artères provoquant une diminution, voire un blocage, du flux sanguin – que celles qui dormaient 7 à 8 heures par nuit. Et celles dont le sommeil était de mauvaise qualité (fragmenté) étaient 34 % plus susceptibles de souffrir d'athérosclérose que celles qui dormaient normalement.

Des travaux américains récents[9] permettent de comprendre comment un manque de sommeil chronique, même léger, peut affecter l'organisme, et en particulier les vaisseaux sanguins. Les chercheurs ont ainsi sélectionné 35 femmes en bonne santé qui dorment normalement 7 à 8 heures par nuit, et les ont suivies pendant douze semaines. Au cours des six premières semaines, les participantes ont dormi selon leur routine habituelle. Les six semaines suivantes, les chercheurs leur ont demandé de se coucher une heure et demie plus tard que d'habitude. Au bout de ces six semaines de sommeil écourté, les chercheurs ont constaté que les cellules qui tapissent leurs vaisseaux sanguins subissaient un stress oxydant. A contrario, les cellules bien reposées, elles, activaient les réactions antioxydantes pour éliminer les molécules destructrices. «Il s'agit là de l'une des premières preuves directes que de légers déficits chroniques de sommeil provoquent des maladies cardiaques», déclare le directeur de l'étude, le Dr Sanja Jelic, directeur du Centre de médecine du sommeil de Columbia.

Plus récemment, une étude franco-suisse[10], menée par l'équipe de Jean-Philippe Empana, directeur de recherche à l'Institut national de la santé et de la recherche médicale (Inserm), en collaboration avec le Centre hospitalier universitaire vaudois de Lausanne, a montré que cinq composantes du sommeil jouent un rôle quasiment équivalent sur le risque d'accidents coronariens (type infarctus) et d'accidents vasculaires cérébraux : la durée de sommeil, le chronotype («être du matin ou du soir», voir p. 24), la fréquence des insomnies, les somnolences diurnes excessives et les apnées du sommeil (voir aussi p. 66). Ces cinq dimensions ont chacune été évaluées grâce à un questionnaire spécifique validé par la communauté scientifique, puis intégré dans un score unique variant de 0 (plus mauvais score) à 5 (score optimal). Ce score de 5 correspond donc aux cinq facteurs optimaux : 7 à 8 heures de sommeil par nuit, être du matin, ne pas avoir d'insomnies, d'apnées ni de somnolence excessive en journée. Selon les chercheurs, le risque de pathologies cardiovasculaires baisse de 63 % pour un score de 5 et de 38 % pour un score de 4. «Ce risque a diminué de 16 % pour chaque point de score gagné au cours du temps, quelle que soit la composante du score qui a été améliorée», soulignent les chercheurs. En d'autres termes, «près de 60 % des accidents cardiovasculaires pourraient potentiellement être évités si les individus présentaient tous un score optimal de sommeil», résument-ils.

SOMMEIL ET HYPERTENSION

L'information fait aujourd'hui l'objet d'un consensus scientifique : les troubles du sommeil ont un effet délétère sur la pression artérielle*, et augmentent nettement le risque d'hypertension artérielle**, qui représente un risque majeur de maladies cardiovasculaires. En 2015, une méta-analyse a ainsi mis en évidence que des nuits trop courtes (moins de 5 heures) augmentent de 60 % le risque hypertensif chez l'adulte[11], même chez les plus jeunes. Ce risque serait aussi accru chez les femmes au moment de la ménopause, selon les résultats d'une autre étude[12].

Bien que tous les mécanismes ne soient pas encore parfaitement connus, on sait aujourd'hui que le sommeil a une influence directe sur la pression artérielle. Plusieurs facteurs jouent un rôle important. Ainsi, le manque de sommeil favorise la production d'hormones de stress qui agissent directement sur les récepteurs vasculaires, et favorisent la rétention de sodium, un puissant hypertenseur. Il a aussi un impact sur la calcification artérielle, c'est-à-dire le taux de calcium dans les artères coronaires, qui est un mécanisme majeur de l'hypertension artérielle (les artères étant plus rigides, le cœur doit fournir un effort de contraction plus grand). Le fait de se réveiller plusieurs fois dans la nuit entraîne également une hausse de la fréquence cardiaque nocturne. Résultat : le système cardiovasculaire se repose moins. De plus, le manque de sommeil peut conduire à des pratiques impulsives et à risques, comme le tabagisme ou encore la consommation d'alcool, qui ont elles aussi un impact délétère sur la tension artérielle.

---

* Pour rappel, la pression artérielle se définit comme la pression exercée par le sang sur la paroi des artères, à la suite des contractions cardiaques. Les battements du cœur sont l'alternance de deux phases : une phase de contraction dite systole, et une phase de repos dite diastole. Ce phénomène se définit par deux chiffres donnés en cm ou en mm de mercure (par exemple 13/7 ou 130/70) : la valeur la plus haute est la pression systolique (pendant la contraction du cœur), et la valeur la plus faible est la pression diastolique (pendant la phase de repos).

** On parle d'hypertension artérielle (HTA) lorsque la valeur reste anormalement élevée de manière durable : plus de 14 pour la pression systolique et plus de 9 pour la pression diastolique. L'hypertension artérielle ou HTA est considérée comme l'une des maladies chroniques les plus fréquentes au monde, avec une forme longtemps silencieuse et asymptomatique.

2. ÉVITER LA PRISE DE POIDS ET LE RISQUE DE DIABÈTE

On sait aujourd'hui que le sommeil a un impact majeur sur les hormones qui régulent l'appétit, en particulier la ghréline et la leptine. Ainsi, le manque de sommeil accroît la ghréline, qui stimule l'appétit, et diminue la leptine, qui régule la satiété. En d'autres termes, si vous ne dormez pas suffisamment, vous avez davantage faim le lendemain et vous stockez davantage ce que vous mangez.

Une étude[13] menée sur 12 hommes en bonne santé a ainsi comparé deux schémas de sommeil en laboratoire : deux nuits de 8 heures (de minuit à 8 heures) versus deux nuits de 4 heures (de 2 à 6 heures). Les participants ont ensuite mangé ce qu'ils voulaient (buffet ou menu libre). Résultat : les chercheurs ont constaté qu'après les nuits écourtées l'apport énergétique des petits dormeurs était majoré de 559 calories (soit une augmentation de 22 % par rapport aux nuits de 8 heures) et que ces hommes manifestaient une plus grande appétence pour les aliments gras et sucrés.

De plus, l'augmentation des apports caloriques, combinée à la fatigue et à la somnolence diurne qui vous incitent à paresser dans le canapé et ainsi à diminuer votre dépense énergétique, augmente le risque de prise de poids. Différentes études ont d'ailleurs montré dans la population générale que moins on dort, plus l'indice de masse corporelle est élevé. À l'inverse, une augmentation du temps de sommeil pourrait être une solution pour perdre du poids. Des chercheurs[14] ont ainsi mené l'expérience sur 80 personnes en surpoids dormant toutes moins de 6 h 30 par nuit. Les participants ont été divisés en deux groupes, dont l'un a eu pour consigne de dormir 2 heures supplémentaires par nuit, sans rien changer à ses autres habitudes. Les chercheurs ont constaté que l'apport énergétique de ces personnes était réduit de 270 kilocalories par jour par rapport à celles du premier groupe, alors qu'elles dormaient en moyenne 1 h 12 de plus.

Dans les disciplines à catégories de poids, comme le judo, la lutte ou la boxe, l'un des premiers impératifs est de « faire le poids » au moment de la pesée, et ainsi d'être autorisé à prendre part à la compétition dans sa catégorie. Ainsi, j'invite les sportifs engagés dans ces disciplines à miser aussi sur leur sommeil pour réussir leur régime, et pas seulement sur le contenu de leur assiette !

Par ailleurs, le manque de sommeil perturbe la sécrétion de certaines hormones, comme le cortisol ou l'hormone de croissance, qui sont, elles, impliquées dans le métabolisme du glucose. À la clé : une augmentation du risque d'intolérance au glucose et, à plus long terme, du risque de diabète de type 2.

3. RENFORCER SON IMMUNITÉ

Bien dormir diminue le risque de tomber malade. C'est aujourd'hui un constat largement partagé par les scientifiques. La production de certains médiateurs de l'immunité a en effet un rythme circadien. En clair, pendant le sommeil, le corps produit des cellules immunitaires et des anticorps qui nous aident à nous défendre contre les infections. À l'inverse, le manque de sommeil réduit cette production, et nous sommes alors plus fragiles face aux agents pathogènes.

De nombreuses études ont été menées sur ce sujet. L'une d'elles[15] conclut par exemple que les personnes qui ne dorment pas suffisamment présentent quatre fois plus de risques d'attraper un rhume ou une grippe que les personnes qui ont une durée de sommeil satisfaisante. Selon les résultats d'une autre étude[16], un sommeil d'au moins 8 heures permet de diviser par trois le risque d'avoir un rhume à la suite de l'exposition au virus, en comparaison avec des personnes dormant tout au plus 7 heures. Une autre étude[17], menée sur près de 9 300 personnes montre que les individus ne dormant pas suffisamment prennent plus souvent des traitements contre les parasites et les champignons. Des biologistes[18], eux, avaient déjà démontré, il y a quelques années, que les espèces animales qui passent le plus de temps à dormir sont aussi celles qui sont le plus épargnées par les infections parasitaires, et qui ont le plus de cellules immunitaires en circulation. Ils ont par exemple découvert qu'un allongement de la durée du sommeil (acquise par l'évolution) se traduit par une augmentation exponentielle du nombre de globules blancs dans le sang.

Par ailleurs, vous l'avez peut-être déjà constaté vous-même : lorsque l'on est malade, et en particulier quand on a de la fièvre, on a tendance à dormir plus longtemps. Lors d'une infection virale ou bactérienne, cet allongement du temps de sommeil est en effet lié à la libération de certaines molécules de l'immunité qui ont pour but de mettre l'organisme en situation de défense.

Le sommeil est donc bel et bien un allié de notre système immunitaire. Selon des données fournies par UK Sports Institute, prendre soin de son immunité, notamment au travers de son sommeil, peut vous permettre de bénéficier d'un supplément de dix à vingt jours d'entraînement à haute intensité par an ! Pour le sportif, comme pour le non-sportif, le lien entre sommeil et immunité est essentiel : si vous voulez éviter de tomber malade avant une compétition sportive ou une échéance professionnelle/personnelle importante, ne négligez pas votre sommeil !

Chez les athlètes de haut niveau, c'est un sujet particulièrement important. Alors que le sport régulier a des propriétés bénéfiques sur le système immunitaire, il a été démontré que l'exercice intense de longue durée peut avoir des effets négatifs significatifs, mais heureusement transitoires[19]. Chez les coureurs d'ultra-endurance par exemple, les perturbations immunitaires et physiologiques induites par l'exercice sont en effet associées à un risque plus élevé d'infection des voies respiratoires supérieures, en particulier au cours des deux semaines suivant la compétition[20]. Ces données soulignent l'importance du sommeil chez le sportif, et suggèrent que les infections récurrentes peuvent être le signe d'un mauvais sommeil.

L'IMPORTANCE D'UN BON SOMMEIL DÈS LE PLUS JEUNE ÂGE

Une équipe de l'Inserm[21] a démontré en 2022 que le lien entre sommeil et immunité est effectif dès le plus jeune âge. Ainsi, une courte durée de sommeil dans les premières années de vie semble associée à un taux accru de certaines cytokines pro-inflammatoires, des molécules que l'on retrouve dans plusieurs pathologies fréquentes à l'âge adulte. « Cette étude ne permet pas d'établir un lien causal, précise Sabine Plancoulaine, qui l'a dirigée, mais elle suggère que les habitudes de sommeil pourraient avoir un impact sur les taux de certaines cytokines pro-inflammatoires dès l'âge préscolaire. Or, un effet cumulatif au cours de la vie, agrégé à d'autres facteurs environnementaux, pourrait provoquer l'apparition de troubles de santé ultérieurs. Ce travail va une nouvelle fois dans le sens d'un respect des recommandations sur la durée de sommeil à tous les âges, et cela dès la petite enfance. »

4. AFFICHER DE BONNES PERFORMANCES PHYSIQUES

Avez-vous déjà remarqué qu'après une mauvaise nuit de sommeil tout effort physique vous semble plus pénible ? Et que votre sensibilité à la douleur est plus élevée ? Ce n'est pas qu'une impression !

De nombreuses études se sont intéressées aux effets de la privation de sommeil sur la performance et la fatigue, en particulier chez les sportifs. Si bien dormir ne fait pas forcément gagner, mal dormir peut en revanche être préjudiciable à la performance, d'autant plus dans le sport de haut niveau où la différence entre les meilleurs est infime. L'une de ces études[22] a par exemple montré une baisse de 11 % du niveau de performance chez des coureurs à pied après 36 heures de privation de sommeil. Bien sûr, il s'agit d'une situation extrême, mais des perturbations moindres semblent avoir également un effet délétère. Une autre étude[23] avance qu'une restriction du sommeil de 33 % (ce qui correspond à une nuit de 5 heures) est associée à un manque de précision dans l'exécution d'un service au tennis. Et qu'une privation de sommeil chez des athlètes de sports d'équipe est associée à une plus faible vitesse de resynthèse du glycogène musculaire (en d'autres termes, de récupération des réserves de glycogène musculaire), et à une réduction de la performance en sprint[24]. Une hypothèse est également avancée selon laquelle le manque de sommeil ralentit la vitesse de cicatrisation des dommages musculaires.

La perception de l'effort est un autre élément déterminant de la performance, important à considérer. Ainsi, le manque de sommeil entraînerait une intolérance plus élevée à l'exercice. En d'autres termes, quand vous n'avez pas dormi suffisamment, vous avez plus de difficulté à réaliser un exercice intense que quand vous avez passé une nuit réparatrice[25]. Le lien entre manque de sommeil et risque accru de blessure, lui, reste encore débattu.

De manière générale, une bonne nuit de sommeil permet de récupérer d'un jour d'entraînement à l'autre, si bien que le sommeil est reconnu aujourd'hui comme l'une des méthodes de récupération de référence. Un temps de sommeil suffisant permet d'augmenter les performances physiques, mais aussi de diminuer le niveau de stress et d'anxiété avant la compétition, ce qui a aussi des répercussions bénéfiques sur les performances.

5. DÉVELOPPER SES PERFORMANCES COGNITIVES

Encore une fois, vous en avez sûrement déjà fait l'expérience : quand vous dormez mal la nuit, vous avez plus de mal à réfléchir, à vous concentrer, à prendre une décision, à mémoriser des informations... bref, à être efficace sur le plan intellectuel pendant la journée qui suit. Le sommeil joue un rôle essentiel dans les performances cognitives. C'est en effet pendant le sommeil que le cerveau traite, réorganise et consolide les apprentissages effectués pendant la phase d'éveil. De nombreuses études ont montré que, s'il est insuffisant, il entraîne une altération de l'attention et de la vigilance, une diminution de la mémoire de travail et des difficultés d'apprentissage.

La consolidation de la mémoire pendant la nuit s'explique par un phénomène de réactivation spontanée, pendant le sommeil, des régions cérébrales impliquées au moment de l'apprentissage. Voilà pourquoi on dit que le sommeil permet la consolidation des apprentissages.

Des chercheurs[26] ont tenté de déterminer les potentielles différences de puissance spectrale des rythmes électroencéphalographiques (EEG) de différentes régions du cerveau enregistrés durant 14 minutes avant et après une nuit de garde, soit à 8 heures puis à 17 heures le lendemain, parmi un groupe de médecins expérimentés. Leur durée de sommeil moyenne au cours de la nuit de garde était de 2,2 heures. De manière physiologique, un adulte présente un rythme bêta de faible amplitude au cours d'une période de veille, un rythme alpha postérieur dominant au cours d'une phase de relaxation, et un rythme thêta apparaît lors de la transition entre somnolence et initiation du sommeil. Les principaux résultats ont montré une augmentation significative de la puissance spectrale du rythme thêta après la nuit de garde, en particulier lorsque le signal EEG était mesuré yeux clos. En revanche, les rythmes alpha et bêta montraient une réduction de leur puissance spectrale à l'issue de la nuit de garde comparativement à avant la prise de poste. Les résultats de cette étude pourraient être utiles au développement d'un outil EEG d'évaluation et de détection de la fatigue mentale ou de la somnolence pour les personnels dont la prise de décision sous contrainte temporelle est importante.

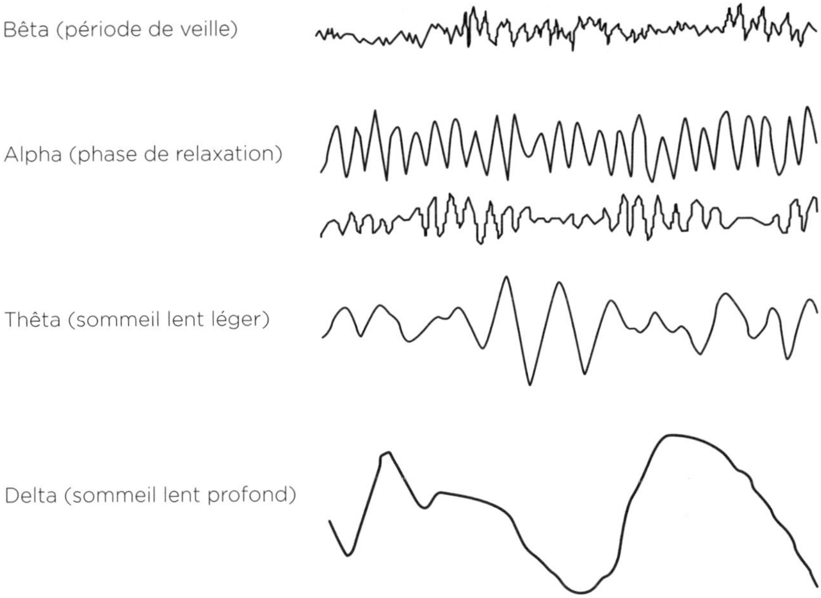

Rythmes de l'électroencéphalogramme chez un adulte

Certaines études font par ailleurs un lien entre le sommeil et la capacité à évacuer les «déchets» produits au niveau cérébral. Dans une étude menée auprès de personnes âgées[27], les chercheurs avancent un risque de démence multiplié par deux chez les participants ayant déclaré moins de 5 heures de sommeil par nuit par rapport à ceux qui dorment 7 à 8 heures par nuit. Ils ont par ailleurs trouvé une relation entre les perturbations et les déficits de sommeil d'une part et le risque de démence d'autre part. Selon eux, prendre systématiquement 30 minutes ou plus pour s'endormir est associé à un risque de démence plus élevé de 45 %.

Des chercheurs américains[28] ont également découvert, dans une étude récente, qu'une période de 24 heures de privation de sommeil avait un impact significatif sur les processus décisionnels. En d'autres termes, après une nuit blanche, nous avons tendance à manifester moins d'émotions positives en réponse à des résultats gagnants et moins d'émotions négatives en cas de défaite. Nos décisions peuvent aussi être plus impulsives. Conclusion : si vous avez mal dormi cette nuit, évitez de prendre une décision cruciale pour votre avenir, et attendez demain... Comme le dit le dicton, «la nuit porte conseil».

6. PRENDRE SOIN DE SA SANTÉ MENTALE

Ce n'est pas un mythe : le manque de sommeil nous rend non seulement plus irritables, mais aussi plus susceptibles et plus anxieux. La trop grande variabilité des heures de lever a également un impact sur notre humeur. Ainsi, une étude[29] menée sur plus de 2 000 jeunes médecins soumis à de longues journées et à des horaires de travail irréguliers montre que la mauvaise humeur des personnes dont l'heure de réveil varie d'un jour à l'autre est comparable à celle des personnes qui se sont couchées très tard ou réveillées très tôt.

Plus généralement, la qualité du sommeil et la santé mentale sont étroitement liées, et le lien fonctionne dans les deux sens. Selon une enquête récente réalisée à l'occasion de la 23e Journée du sommeil 2023[30], 30 % des personnes dépressives souffrent d'insomnies et 23 % des insomniaques souffrent de dépression ; 35 % des personnes anxieuses souffrent d'insomnies et 54 % des insomniaques souffrent d'anxiété ; 25 % des personnes anxieuses souffrent d'un trouble du rythme veille/sommeil et 45 % des personnes ayant un trouble du rythme veille/sommeil souffrent d'anxiété.

CHAPITRE 2

QUEL EST VOTRE PROFIL DE DORMEUR ?

Quand j'accompagne un sportif dans une démarche d'amélioration de son sommeil, la première étape est de définir son profil de dormeur. Car nous n'avons pas tous les mêmes besoins de sommeil, ou le même rythme veille/sommeil (certains sont ainsi plutôt « du matin », tandis que d'autres sont plutôt « du soir »), ni les mêmes caractéristiques et habitudes de sommeil. Notons qu'il existe également une variabilité intra-individuelle du sommeil : nous ne dormons pas tout le temps de la même façon au cours de l'année (en cas de dépression saisonnière, par exemple, les besoins de sommeil peuvent être accrus).

La variabilité interindividuelle du sommeil peut avoir un impact important sur la qualité du sommeil non seulement pour la récupération et les horaires d'entraînement, mais aussi pour le choix des mesures susceptibles d'améliorer le sommeil. Le sommeil étant très variable d'une personne à l'autre, l'objectif est d'individualiser le suivi afin de proposer des mesures spécifiquement adaptées à chacun. De la même façon, connaître votre sommeil, ses points forts et ses points faibles, vous permettra de mettre en place les bonnes stratégies pour l'améliorer.

Pour établir ce profil et faire un point complet sur le sommeil de chacun, nous utilisons plusieurs outils : entretiens, évaluations, questionnaires... Dans ce chapitre, je vous présente trois de ces outils qui m'apparaissent particulièrement importants : le chronotype, l'agenda de sommeil, et le questionnaire sur l'hygiène du sommeil. Je vous invite à les utiliser pour faire le point sur votre propre sommeil.

LE CHRONOTYPE

Êtes-vous du matin? Ou plutôt du soir? Ou présentez-vous un profil intermédiaire? Si la réponse est évidente pour certaines personnes, elle l'est beaucoup moins pour d'autres! Notre rythme quotidien ainsi que les contraintes de la vie professionnelle (horaires de travail, souvent imposés) et familiale (notamment les enfants) font qu'un grand nombre d'entre nous ne vit pas en accord avec son chronotype. En pratique, nombreux sont ceux qui se couchent trop tard par rapport à leur heure de coucher idéale, ou se lèvent trop tôt par rapport à leur heure de lever idéale.

Connaître son chronotype permet d'en retirer des applications pratiques pour son quotidien, et de mieux organiser ses journées, ses soirées... et ses nuits. Cela donne l'occasion de mieux comprendre le fonctionnement de son horloge interne et la façon dont on peut la synchroniser avec ses activités pour utiliser son temps le plus efficacement possible. On peut donc identifier ses phases de productivité ou de créativité, les moments les plus propices à une activité intellectuelle ou à une activité sportive, de même que ses heures préférentielles de sommeil.

Ainsi, deux études ont montré que l'entraînement tôt le matin (6 heures ou 6h30) avait pour effet de raccourcir le sommeil des sportifs de plus d'une heure, ce qui s'explique principalement par le fait que le lever matinal n'est pas compensé par un coucher plus précoce[1]. De même, les compétitions tard le soir décalent sensiblement l'heure de coucher avec pour conséquence une réduction du temps de sommeil au cours de la nuit qui suit le match, comparativement à une nuit après une journée d'entraînement. L'augmentation de la température corporelle, de la fréquence cardiaque, des concentrations de cortisol, de dopamine, de noradrénaline et d'adrénaline ainsi que le niveau d'excitation sont un frein à l'endormissement[2].

Le chronotype, spécifique à chaque personne, correspond au rythme endogène de notre horloge biologique, située dans notre cerveau. C'est un rythme proche de 24 heures : on parle de rythme circadien. En clair, tout au long de la journée, notre horloge biologique peut être synchronisée par ce que l'on appelle des «donneurs de temps», dont le principal est la lumière, suivie par l'heure de réalisation d'une activité physique ou de la prise de vos repas.

LES SPORTIFS DE HAUT NIVEAU CHOISISSENT-ILS LEUR SPORT EN FONCTION DE LEUR CHRONOTYPE ?

Les sportifs de haut niveau ont tendance à s'imposer dans le sport qu'ils ont choisi en partie parce que leur chronotype correspond aux horaires d'entraînement et de compétition spécifiques à ce sport. C'est ce que suggère cette étude australienne[3], qui s'est penchée sur la question. Pour cela, elle a étudié 114 sportifs de haut niveau pratiquant cinq sports différents (cricket, cyclisme, hockey, football et triathlon). Le chronotype, la somnolence, la satisfaction et la qualité du sommeil des participants ont été déterminés à l'aide du questionnaire de Horne et Östberg (voir page suivante), de l'échelle de somnolence d'Epworth et de questions concernant la satisfaction et la qualité du sommeil. Les résultats ont montré une proportion significativement plus élevée de sportifs de type matinal et intermédiaire par rapport au groupe témoin composé de jeunes adultes.

La conclusion de l'étude est claire : « Il apparaît que les athlètes ont tendance à choisir et à pratiquer des sports adaptés à leur chronotype. Cette tendance est illustrée par la fréquence des types matinaux dans les sports pratiqués le matin (cyclisme, triathlon). En d'autres termes, les sportifs qui pratiquent des sports du matin seront principalement des types du matin et les sportifs qui pratiquent des sports du soir seront principalement des types du soir. » L'étude (australienne, rappelons-le) cite pour exemple quelques sports dont les entraînements se font le matin : golf, tir, triathlon (je pourrais ajouter natation, cyclisme, course à pied), etc. Et d'autres qui se font plutôt le soir : water-polo, volley (mais aussi football), etc. Étant donné que les athlètes sont plus susceptibles de pratiquer des sports et d'exceller dans des disciplines qui conviennent à leur chronotype, conclut l'étude, il est recommandé que les entraîneurs prennent en compte le chronotype de l'athlète lors de la planification des entraînements.

Le chronotype est influencé par plusieurs facteurs, à la fois internes et externes.

- **Les facteurs internes** regroupent notamment le patrimoine génétique, mais aussi les facteurs hormonaux, l'âge et le sexe. Ainsi, les enfants et les seniors sont plutôt du matin. Les adolescents, eux, sont plutôt couche-tard (et lève-tard) en raison d'une maturation progressive du cerveau au cours de la puberté.
- **Les facteurs externes**, eux, jouent également un rôle important.
Le rythme veille/sommeil est influencé en premier lieu par l'exposition à la lumière, et les caractéristiques d'horaire d'exposition, de durée d'exposition, de type de lumière, d'intensité. L'ensemble de ces éléments a une influence sur la production de mélatonine. Par exemple, une exposition à un certain type de lumière (la lumière bleue) à un certain horaire (le soir au coucher) est à éviter, car elle est susceptible de limiter la sécrétion de la mélatonine. À l'inverse, une exposition à la lumière du jour le plus rapidement possible après le lever favorise une bonne synchronisation de l'horloge biologique. D'autres facteurs externes jouent aussi un rôle important, notamment les contraintes sociales. L'hygiène de vie a également une influence sur l'horloge biologique, en particulier les horaires des repas. Ainsi, manger tard le soir ou à intervalles irréguliers a tendance à désynchroniser l'horloge biologique. La pratique d'une activité tard le soir peut aussi entraîner un décalage de phase de l'horloge biologique.

QUEL EST VOTRE CHRONOTYPE ?

Pour identifier son chronotype, il existe un test, publié en 1976[4] et validé par diverses études à travers le monde. Il est encore aujourd'hui le plus utilisé pour déterminer le chronotype de manière simple et pratique.

DÉTERMINEZ VOTRE CHRONOTYPE

Quelques conseils :

- Lisez attentivement chaque question avant d'y répondre.
- Répondez à toutes les questions, dans l'ordre, en entourant le chiffre face à la proposition qui vous convient le mieux. Ne revenez pas en arrière pour vérifier ou modifier une réponse.
- Répondez à chaque question aussi sincèrement que possible.

1 Si vous viviez à votre rythme (celui qui vous plaît le plus), en étant entièrement libre d'organiser votre journée, à quelle heure vous lèveriez-vous ?

Entre 5 heures et 6 h 30	5
Entre 6 h 30 et 7 h 30	4
Entre 7 h 30 et 9 h 30	3
Entre 9 h 30 et 11 heures	2
Entre 11 heures et 12 heures	1

2 Si vous viviez à votre rythme (celui qui vous plaît le plus), en étant entièrement libre d'organiser votre journée, à quelle heure vous mettriez-vous au lit ?

Entre 20 heures et 21 heures	5
Entre 21 heures et 22 heures	4
Entre 22 heures et 0 h 30	3
Entre 0 h 30 et 1 h 45	2
Entre 1 h 45 et 3 heures	1

3 Si vous devez vous lever à une heure précise, le réveil vous est-il indispensable ?

Pas du tout	4
Peu	3
Assez	2
Beaucoup	1

4 **Dans des conditions adéquates (environnement favorable, sans contraintes particulières, etc.), à quel point est-il facile pour vous de vous lever le matin ?**

Pas facile du tout	1
Pas très facile	2
Assez facile	3
Très facile	4

5 **Comment vous sentez-vous durant la demi-heure qui suit votre réveil du matin ?**

Pas du tout éveillé	1
Peu éveillé	2
Relativement éveillé	3
Très éveillé	4

6 **Quel est votre appétit durant la demi-heure qui suit votre réveil du matin ?**

Pas bon du tout	1
Pas bon	2
Assez bon	3
Très bon	4

7 **Comment vous sentez-vous durant la demi-heure qui suit votre réveil du matin ?**

Très fatigué	1
Relativement fatigué	2
Relativement en forme	3
Très en forme	4

8 Quand vous n'avez pas d'obligations le lendemain, à quelle heure vous couchez-vous par rapport à votre heure habituelle ?

Rarement ou jamais plus tard	4
Moins d'une heure plus tard	3
Une à deux heures plus tard	2
Plus de deux heures plus tard	1

9 Vous avez décidé de pratiquer un sport. Un ami vous suggère de faire des séances d'une heure et cela deux fois par semaine. Le meilleur moment pour lui est de 7 heures à 8 heures du matin. Ne considérant que le rythme qui vous convient le mieux, dans quelle forme penseriez-vous être ?

Bonne forme	4
Forme raisonnable	3
Vous trouvez cela difficile.	2
Vous trouvez cela très difficile.	1

10 À quel moment de la journée vous sentez-vous fatigué au point de vous endormir ?

Entre 20 heures et 21 heures	5
Entre 21 heures et 22 h 15	4
Entre 22 h 15 et 0 h 30	3
Entre 0 h 30 et 2 heures	2
Entre 2 heures et 3 heures	1

11 Vous souhaitez être au meilleur de votre forme pour un examen qui vous demande un effort intellectuel important durant deux heures. Vous êtes entièrement libre de le passer quand vous le souhaitez, quelle est l'heure que vous choisiriez ?

De 8 heures à 10 heures	6
De 11 heures à 13 heures	4
De 15 heures à 17 heures	2
De 19 heures à 21 heures	0

12 Si vous alliez au lit à 23 heures, à quel niveau de fatigue seriez-vous ?

Pas du tout fatigué	0
Un peu fatigué	2
Relativement fatigué	3
Très fatigué	5

13 Pour une raison quelconque, vous vous couchez quelques heures plus tard que d'habitude, mais vous n'êtes pas obligé de vous lever à une heure précise le lendemain. Laquelle des propositions suivantes choisiriez-vous ?

Vous vous réveillez comme d'habitude et vous ne vous rendormez plus.	4
Vous vous levez comme d'habitude mais vous vous recouchez par la suite.	3
Vous vous réveillez comme d'habitude mais vous vous rendormez.	2
Vous vous réveillez plus tard que d'habitude.	1

14 Pour effectuer une garde de nuit, vous êtes obligé d'être éveillé entre 4 heures et 6 heures du matin. Vous n'avez pas d'obligation le lendemain. Laquelle des propositions suivantes vous convient le mieux ?

Vous n'irez au lit qu'une fois la garde terminée.	1
Vous faites une sieste avant et dormez après la garde.	2
Vous dormez bien avant et faites une sieste après la garde.	3
Vous dormez ce qu'il vous faut avant d'effectuer la garde.	4

15 Vous devez faire deux heures d'exercice physique intense, mais vous êtes entièrement libre d'organiser votre journée. Laquelle des périodes suivantes choisiriez-vous ?

De 8 heures à 10 heures	4
De 11 heures à 13 heures	3
De 15 heures à 17 heures	2
De 19 heures à 21 heures	1

16 Vous avez décidé de pratiquer un sport. Un ami vous suggère de faire des séances d'une heure et cela deux fois par semaine. Le meilleur moment pour lui est de 22 heures à 23 heures. Ne considérant que le rythme qui vous convient le mieux, dans quelle forme penseriez-vous être ?

Bonne forme	1
Forme raisonnable	2
Vous trouvez cela difficile.	3
Vous trouvez cela très difficile.	4

17 Supposez que vous puissiez choisir les horaires de votre travail. Admettons que vous travailliez cinq heures par jour et que votre travail est intéressant et bien payé. Dans quel intervalle de temps souhaiteriez-vous commencer vos cinq heures de travail ?

Entre 22 heures et 4 heures	1
Entre 4 heures et 8 heures	5
Entre 8 heures et 10 heures	4
Entre 10 heures et 16 heures	3
Entre 16 heures et 22 heures	2

18 À quelle heure de la journée vous sentez-vous dans votre meilleure forme ?

Entre 22 heures et 4 heures	1
Entre 4 heures et 8 heures	5
Entre 8 heures et 10 heures	4
Entre 10 heures et 16 heures	3
Entre 16 heures et 22 heures	2

19 On dit parfois que quelqu'un est un « sujet du matin » ou un « sujet du soir ». Vous considérez-vous comme un sujet du matin ou du soir ?

Tout à fait un sujet du matin	6
Plutôt un sujet du matin	4
Plutôt un sujet du soir	2
Tout à fait un sujet du soir	0

RÉSULTATS

Calculez votre score en additionnant tous vos points.

- **70 ou au-dessus de 70** : vous êtes tout à fait du matin.
- **Entre 59 et 69** : vous êtes modérément du matin.
- **Entre 42 et 58** : vous êtes intermédiaire (ni du matin ni du soir).
- **Entre 31 et 41** : vous êtes modérément du soir.
- **30 ou moins de 30** : vous êtes tout à fait du soir.

Si votre score correspond au chronotype « tout à fait du matin » ou « modérément du matin », vous avez tendance à être plus productif en début de journée et à avoir plus de mal à rester éveillé le soir. Dans ce cas, il vaut mieux vous coucher tôt, au risque d'accumuler une fatigue intense et persistante. On appelle aussi généralement les personnes du matin des alouettes, qui sont des oiseaux de jour.

Si votre score correspond à la catégorie « tout à fait du soir » ou « modérément du soir », c'est l'inverse : vous êtes plutôt fatigué le matin, et vous avez même souvent beaucoup de mal à vous lever et à démarrer votre journée. Vous êtes plus productif en deuxième partie de journée, voire le soir. Vous n'éprouvez aucune difficulté à veiller jusque tard dans la nuit. On appelle généralement les personnes du soir des hiboux, qui sont des oiseaux de nuit.

Dans les faits, on estime que 25 % de la population serait « du matin », et 25 % « du soir », les 50 % restants sont « intermédiaires », c'est-à-dire sans préférence claire.

Comme le résume le réseau Morphée[5], vous êtes plutôt du matin si :

- Vous vous sentez frais et dispos dès le réveil.
- En vacances, vous ne vous réveillez jamais après 9 heures ou 9 h 30.
- Dans un groupe, vous êtes toujours le premier levé.
- Vous lever à 5 heures du matin pour terminer une tâche ne vous semble pas mission impossible.

Et vous êtes plutôt du soir si :

- Vous avez beaucoup de mal à vous réveiller et à émerger, même une fois levé.
- En vacances, vos horaires de sommeil sont décalés (vous vous couchez plus tard et vous vous levez plus tard).
- Dans un groupe, vous faites partie des derniers levés.
- Si vous devez vous lever très tôt, vous préférez ne pas vous coucher du tout.

OURS, LION, LOUP OU DAUPHIN ?

Dans son livre *Quand ? Faites votre révolution chronobiologique et réalisez pleinement votre vie* (éditions Belfond, 2017), Michael Breus, psychologue clinicien et spécialiste des troubles du sommeil, a établi, en s'inspirant des rythmes des animaux, quatre profils types qui correspondent à quatre réglages différents de l'horloge biologique. L'idée est d'identifier son profil afin de vivre selon son biorythme, et donc d'adapter, entre autres, son heure de coucher, de lever ou de sieste.

Voici ces quatre profils présentés rapidement :

- **Ours** (environ 50 % de la population). Il a besoin d'un minimum de 8 heures de sommeil par nuit pour être en forme et a souvent du mal à se réveiller le matin. Sa zone de productivité est située entre 10 heures et 13 heures, et sa zone de créativité (où il a le plus d'idées) entre 13 heures et 18 heures. Il se couche entre 23 heures et minuit.
- **Lion** (environ 20 % de la population). Il se lève dès que le réveil sonne, et parfois même avant. Sa zone de productivité est située entre 8 heures et midi, et sa zone de créativité entre midi et 15 heures. C'est un couche-tôt : pas plus de 22 heures.
- **Loup** (environ 20 % de la population). Il a beaucoup de mal à se lever le matin... et à se coucher le soir. Sa zone de créativité est située entre 14 heures et 17 heures, suivie d'une zone de productivité entre 17 heures et 20 heures, suivie d'une nouvelle phase de créativité entre 20 heures et 23 heures. Il se couche rarement avant minuit.
- **Dauphin** (environ 10 % de la population). Il se lève tôt, car il dort peu, et peut se coucher très tard. Il est efficace surtout le matin (zone de productivité entre 8 heures et 11 heures, et zone de créativité entre 11 heures et 14 heures).

QUELLES LEÇONS EN TIRER POUR VOTRE SOMMEIL ?

Sur le plan purement théorique, il n'y a pas de chronotype préférable à un autre : chacun son rythme ! Mais, en pratique, le fait est que, dans notre société, les chronotypes du soir sont désavantagés, au moins jusqu'à l'âge de la retraite. Les horaires de la vie familiale et professionnelle nous imposent généralement de nous lever tôt.

Si les chronotypes sont en grande partie déterminés génétiquement et plutôt robustes, il existe quelques astuces pour être performant à un horaire peu compatible avec notre chronotype.

- L'exposition à la lumière le matin peut aider les personnes du soir à bien démarrer leur journée.
- À l'inverse, l'exposition à la lumière le soir peut aider les personnes du matin à s'endormir plus tard.
- Quel que soit le chronotype, il est important d'écouter son corps et de se coucher quand on se sent fatigué, lorsque pointent les signaux du sommeil, et de se lever quand on se sent reposé. En effet, lorsque le rythme naturel de son corps, en particulier le rythme veille/sommeil, n'est pas respecté, il peut y avoir des conséquences physiques et mentales : somnolence, irritabilité, inefficacité. Bien sûr, au quotidien, c'est plus facile à dire qu'à faire !

Chez le sportif, l'identification du chronotype est particulièrement importante, car les entraînements et les emplois du temps des équipes sont en général uniques pour une diversité de chronotypes. Cela peut amener à des dettes de sommeil, en particulier parmi les chronotypes du soir, obligés de se lever plus tôt que leur horaire idéal. Quelques recommandations pratiques existent afin de limiter ces perturbations du sommeil au cours des stages d'entraînement et/ou des compétitions à l'extérieur – par exemple, réunir au sein d'une même chambre les sportifs ayant un chronotype similaire.

Dans certaines disciplines telles que la natation, il est courant que les sportifs s'entraînent tôt, parfois très tôt (6 heures du matin) ! Pour certains groupes, il s'agit de profiter des lignes avant l'ouverture du bassin au public. Pour d'autres, il s'agit d'avoir un intervalle de récupération suffisant (10 heures) entre les deux séances quotidiennes[6]. En stage, de nombreux entraîneurs sont également friands d'entraînements matinaux avant le petit-déjeuner, sous prétexte par exemple qu'un footing à jeun pourrait faciliter la perte de masse grasse. Mais cette pratique peut mettre certains sportifs en grosse difficulté ! Ainsi, j'ai pu accompagner une sportive, avec un chronotype nettement du soir, qui avait naturellement tendance à se coucher tard et à se lever tard. Mais, en stage d'entraînement, la perspective de devoir se lever tôt, quelques heures seulement après son heure de coucher habituelle, la tracassait et lui faisait craindre que sa nuit soit trop courte. Il lui arrivait même de lutter contre l'endormissement afin de ne pas rater la séance matinale ! Un dialogue avec l'entraîneur est alors requis afin d'adapter le planning du groupe d'entraînement aux particularités chronotypologiques des membres qui le constituent.

SECRETS DE CHAMPION

« Je suis un oiseau de nuit. »

Lenaïg Corson, 35 ans, ancienne joueuse internationale française (2012-2022) de rugby à 7 et de rugby à XV. Aujourd'hui entrepreneuse à impact positif, elle a lancé la RugbyGirl Académie, un programme d'éducation et d'insertion par le sport chez les jeunes filles de 12 à 17 ans.

« Je suis une couche-tard, il m'est très difficile de me coucher avant minuit. J'adorais jouer le soir après 20 heures ! Quand j'étais étudiante, en période de révisions avant les examens, j'étais efficace à partir de 21 heures et jusqu'à minuit. La gardienne venait régulièrement me rappeler à l'ordre à 23 heures ! Un jour, le préparateur physique de l'équipe de France a annoncé que l'heure de début de la séance de musculation, le lendemain matin, était libre. Trop bien ! J'ai choisi de débuter à 10 heures, l'heure prévue pour les *night owls* ("oiseaux de nuit") comme moi.

Tout de suite après l'arrêt de ma carrière, j'ai remplacé du jour au lendemain l'activité physique et ma dépense énergétique sur le terrain par du temps sur l'ordinateur en tant qu'entrepreneuse. Alors que j'étais une très grosse dormeuse pendant ma carrière, la durée de mes nuits s'est sérieusement raccourcie (entre 3 heures et 4 heures), j'étais stressée plus rapidement. J'ai vite ressenti le besoin de reprendre une activité physique afin de prendre soin de mon sommeil, et aussi pour retrouver du lien social. »

L'AGENDA DE SOMMEIL

Comme son nom l'indique, l'agenda de sommeil est, en quelque sorte, un journal intime de votre sommeil. On y note toutes les informations utiles s'y rapportant : heures de lever et de coucher, qualité du sommeil, qualité du réveil, niveau de forme dans la journée, baisse de vigilance, sieste...

Je vous propose de le remplir pendant une semaine à dix jours au minimum. Vous aurez ainsi un bon aperçu de votre sommeil. Cet agenda vous aidera à faire un bilan de votre sommeil, et à visualiser la durée et les rythmes de vos nuits, mais aussi à comparer les éventuels décalages entre les jours de travail et les jours de repos.

COMMENT LE REMPLIR ?

Cet agenda se remplit tous les jours : le matin au réveil pour décrire le déroulement de la nuit, et le soir pour noter les informations importantes de la journée.

VOTRE AGENDA DU SOMMEIL

Voici la marche à suivre le matin :

- Indiquez la date.
- Notez l'heure à laquelle vous avez éteint la lumière, prêt à dormir, en mettant une flèche vers le bas.
- Notez l'heure à laquelle vous vous êtes levé de manière définitive (si vous vous êtes recouché après être allé aux toilettes, cela ne compte pas), en mettant une flèche vers le haut.
- Hachurez la zone qui correspond à votre temps de sommeil, en indiquant vos éventuels réveils un peu prolongés. Les horaires n'ont pas besoin d'être minutés.
- Indiquez la qualité de votre sommeil, avec une note de 1 à 10.

Le soir :

- Indiquez votre ressenti de la journée : si vous avez eu des moments de fatigue (□), une envie de dormir (**O**), si vous avez fait une sieste involontaire (△) ou volontaire (hachurez la zone).
- Indiquez la qualité de votre éveil (état de forme dans la journée), avec une note de 1 à 10.
- Indiquez si vous prenez un hypnotique (somnifère), en cochant la case correspondante.
- Dans la colonne « Remarques », notez tout ce qui a pu avoir une incidence sur votre sommeil : si vous avez pris des médicaments, si vous avez fait du sport, si vous étiez malade par exemple.

Quelques conseils supplémentaires :

- Soyez rigoureux et tenez à jour votre agenda chaque jour de la période choisie, en vous efforçant de le remplir le matin au réveil et le soir avant de vous coucher.
- Le matin, remplissez l'agenda en fonction de vos souvenirs de la nuit. N'essayez pas d'être précis à tout prix en scrutant votre réveil pendant la nuit, cela ne ferait que perturber votre sommeil. Apprenez à écouter vos sensations !

AGENDA SOMMEIL - ÉVEIL

Dates : période du 2/2/26 au .../.../......

Jours	Hypnotique (cocher)	19h		21h		23h		1h		3h		5h		7h		9h		11h		13h		15h		17h		Qualité du sommeil	Qualité de l'éveil	Remarques
Lun																												
Mar																												
Mer																												
Jeu																												
Ven																												
Sam																												
Dim																												
Lun																												
Mar																												
Mer																												
Jeu																												
Ven																												
Sam																												
Dim																												
Lun																												
Mar																												
Mer																												
Jeu																												
Ven																												
Sam																												
Dim																												

Source : HAS

AGENDA SOMMEIL - ÉVEIL

Dates : période du .../.../...... au .../.../......

Jours	Hypnotique (cocher)	19h		21h		23h		1h		3h		5h		7h		9h		11h		13h		15h		17h		Qualité du sommeil	Qualité de l'éveil	Remarques
Lun																												
Mar																												
Mer																												
Jeu																												
Ven																												
Sam																												
Dim																												
Lun																												
Mar																												
Mer																												
Jeu																												
Ven																												
Sam																												
Dim																												
Lun																												
Mar																												
Mer																												
Jeu																												
Ven																												
Sam																												
Dim																												

QUELLES LEÇONS EN TIRER ?

L'analyse de cet agenda vous permet de faire un bilan de votre sommeil, en prenant en compte plusieurs critères :

- **Vos horaires de sommeil** : est-ce que vos heures de coucher et de lever sont régulières d'un jour à l'autre ? L'objectif est de déterminer votre régularité de sommeil, qui est un indicateur très important pour un sommeil de qualité (voir aussi p. 51). Vous pouvez la mesurer en évaluant la différence entre votre heure médiane de sommeil les jours de travail et votre heure médiane de sommeil pendant les jours de repos.
- **Le temps que vous passez au lit** : est-ce que vous passez beaucoup de temps à vous endormir (temps écoulé entre l'heure de coucher et l'heure à laquelle vous vous êtes effectivement endormi, ou l'heure à laquelle vous pensez effectivement vous être endormi) ? Est-ce que vous passez beaucoup de temps au lit entre votre heure de réveil et l'heure à laquelle vous vous levez ? Cela vous permettra de calculer votre efficacité de sommeil, c'est-à-dire le ratio entre le temps total de sommeil et le temps passé au lit. Un sommeil est jugé suffisamment récupérateur si vous convertissez plus de 85 % du temps passé au lit en sommeil effectif. Pour calculer, rien de plus simple : votre efficacité de sommeil = temps total de sommeil/temps passé au lit = (....../......) × 100 = ...%
- **Le temps que vous passez éveillé pendant la nuit** : est-ce que vous avez du mal à vous endormir (en mettant plus de 30 minutes, plusieurs fois par semaine) ? Est-ce que vous avez du mal à rester endormi (plus de 30 minutes d'éveil par nuit, plusieurs fois par semaine) ? Est-ce que vous vous réveillez tôt le matin (plus tôt que l'heure de sommeil désirée, plusieurs fois par semaine) ?
- **Votre temps total de sommeil** : est-ce que vous l'estimez suffisant par rapport à vos besoins ? Est-ce qu'il est variable entre la semaine et le week-end ? Si vous comparez ce temps total de sommeil à celui que vous obtenez au cours d'une période de vacances (idéalement une seconde semaine de vacances), alors que vous êtes libéré de toute contrainte professionnelle, vous pouvez calculer votre éventuelle dette de sommeil. Dette de sommeil = temps total de sommeil obtenu en période de vacances – temps total de sommeil sur l'agenda = ...

- **Les siestes** : quelle est leur fréquence ? Leur durée ? Le moment où vous en faites ? Les siestes sont-elles liées à un manque de sommeil ou à une mauvaise qualité de sommeil la nuit qui précède ?
- **La qualité de votre sommeil** : est-ce qu'elle est variable d'une nuit à l'autre ? Voyez-vous une relation entre l'évaluation de la qualité de votre sommeil et les autres paramètres (temps d'éveil, de sommeil...) ?
- **L'utilisation de substances pour dormir** (médicaments, alcool, drogues...) : en utilisez-vous systématiquement au coucher ? Croyez-vous qu'elles vous sont indispensables ?

QU'EST-CE QUE L'INSOMNIE ?

L'insomnie est le plus fréquent des troubles du sommeil : environ un tiers de la population déclare avoir occasionnellement des difficultés à s'endormir ou à rester endormi au cours de la nuit. Pour environ 6 à 13 % de la population, ces difficultés sont régulières, ce qui a un impact sur leur quotidien. L'insomnie est plus fréquente chez la femme que chez l'homme et sa prévalence augmente également avec l'âge. Cette plainte subjective peut porter à la fois sur la durée, la qualité ou l'efficacité du sommeil. Elle se manifeste par un ou plusieurs symptômes. Pour établir un diagnostic d'insomnie chez l'adulte, on utilise les critères définis par le DSM-5[7], la référence internationale des troubles mentaux, publié par l'American Psychiatric Association.

A. La plainte principale est une insatisfaction concernant la quantité ou la qualité de sommeil, accompagnée d'un ou plusieurs des symptômes suivants : difficultés à initier le sommeil ; difficultés à maintenir le sommeil, caractérisées par des éveils fréquents ou des problèmes pour se rendormir après un éveil nocturne ; réveil matinal précoce avec incapacité à se rendormir.

B. Les difficultés de sommeil causent une détresse importante ou une perturbation du fonctionnement diurne avec un ou plusieurs symptômes suivants : fatigue ou manque d'énergie ; somnolence ; difficultés cognitives (attention, concentration, mémoire) ; perturbation de l'humeur (irritabilité, dysphorie) ; problème occupationnel ou académique ; problème interpersonnel ou social.

C. L'insomnie est présente au moins trois nuits par semaine.

D. L'insomnie est présente au moins pour une durée de trois mois.

E. Les difficultés de sommeil sont présentes en dépit de circonstances adéquates pour dormir.

F. L'insomnie n'est pas mieux expliquée ou ne se présente pas exclusivement dans le cadre d'un autre trouble du sommeil ou d'un autre trouble médical ou psychiatrique, et n'est pas attribuable aux effets d'une substance ou d'une médication.

Connaissez-vous également l'insomnie paradoxale, aussi appelée déficit de perception du sommeil ? Elle se définit comme l'incapacité à percevoir que l'on a dormi : la personne a l'impression de ne pas avoir dormi de la nuit, ou d'avoir très peu dormi alors que, dans les faits, sa durée de sommeil est quasi normale. Il y a donc un grand écart entre la durée effective de sommeil et la durée de sommeil telle qu'elle est perçue par le dormeur. Cela peut être mesuré lors d'un enregistrement polysomnographique (voir p. 46). Ce trouble survient le plus souvent chez des personnes manifestant une certaine anxiété vis-à-vis du sommeil.

LE QUESTIONNAIRE SUR L'HYGIÈNE DE SOMMEIL

Ce questionnaire a été mis au point par trois chercheurs américains pour évaluer les comportements d'hygiène du sommeil[8], je l'ai traduit en français. Je vous invite à cocher, pour chacun des treize items suivants, la case qui vous correspond le mieux.

MON HYGIÈNE DE SOMMEIL

	Tout le temps	Fréquemment	Quelquefois	Rarement	Jamais
1. Je réalise des siestes en journée qui durent deux heures ou plus.					
2. Je vais au lit à des horaires différents d'un jour à l'autre.					
3. Je sors du lit à des horaires différents d'un jour à l'autre.					
4. Je réalise un exercice physique qui me fait transpirer au cours de l'heure qui précède mon coucher.					
5. Je reste dans mon lit plus longtemps que je devrais deux à trois fois par semaine.					
6. Je consomme de l'alcool, du tabac ou de la caféine au cours des quatre heures qui précèdent mon coucher ou après m'être couché.					

7. J'ai des activités qui peuvent m'éveiller avant de me coucher (par exemple : jouer aux jeux vidéo, aller sur Internet, ou faire le ménage).					
8. Je vais au lit alors que je me sens stressé, en colère, bouleversé ou nerveux.					
9. J'utilise mon lit pour d'autres activités que le sommeil ou le sexe (par exemple : regarder la télévision, lire, manger ou étudier).					
10. Je dors sur un lit inconfortable (par exemple : mauvais matelas ou mauvais oreiller, trop ou pas assez de couvertures).					
11. Je dors dans une chambre inconfortable (par exemple : trop lumineuse, encombrée, chaude, froide, ou bruyante).					
12. Je fais un travail important avant de me coucher (par exemple : payer des factures, planifier ou étudier).					
13. Je pense, planifie ou m'inquiète lorsque je suis au lit.					

Ce test vous permettra de dresser le bilan à l'instant T de votre hygiène de sommeil et d'identifier les points de vigilance. N'hésitez pas à le refaire régulièrement afin de mesurer l'évolution en fonction des mesures que vous aurez mises en place.

LES OUTILS DE MESURE

Le sommeil peut aussi être mesuré de manière objective en utilisant certains outils.

- **La polygraphie respiratoire ou ventilatoire** (parfois aussi appelée polygraphie du sommeil) permet de diagnostiquer les troubles respiratoires du sommeil. C'est l'examen de référence pour poser le diagnostic de syndrome d'apnées obstructives du sommeil (voir aussi p. 66). Elle peut être réalisée à la maison ou au centre du sommeil. Elle enregistre les mouvements respiratoires nocturnes, le taux d'oxygène dans le sang et la fréquence cardiaque. Elle est préconisée en cas de ronflements forts, d'arrêts respiratoires pendant la nuit (en général signalés par un proche), de bouche sèche au réveil, d'insomnies, de somnolence diurne... L'appareil comprend plusieurs capteurs : « lunettes nasales » pour mesurer le flux d'air passant dans le nez, pince au bout du doigt pour mesurer le taux d'oxygène dans le sang, ceintures au niveau du thorax et de l'abdomen pour enregistrer les mouvements respiratoires, micro pour enregistrer les ronflements, et éventuellement des électrodes pour suivre l'activité du cœur.
- **La polysomnographie** est l'examen le plus complet pour analyser les différentes composantes du sommeil. Elle permet l'enregistrement de plusieurs paramètres : l'activité électrique du cerveau (électroencéphalogramme), l'activité musculaire (électromyogramme) et les mouvements oculaires (électro-oculogramme). Ces données sont obtenues à l'aide d'électrodes placées au niveau du crâne et de différentes parties du corps. En parallèle, on mesure également la fréquence cardiaque, la respiration, les mouvements des jambes, le taux de saturation du sang en oxygène, le niveau sonore des ronflements, etc. L'objectif est de diagnostiquer certains troubles : narcolepsie, insomnie, syndrome des jambes sans repos...

La polysomnographie permet également de confirmer ou de préciser le diagnostic de syndrome d'apnées obstructives du sommeil. Cet examen, réalisé à la maison ou au centre de sommeil, peut être remboursé par la Sécurité sociale s'il est prescrit par un médecin.

- **L'actimétrie** enregistre les mouvements du corps pendant la nuit, le plus souvent grâce à une montre portée au poignet. Cela permet d'identifier le niveau d'activité au cours de la nuit, le temps d'endormissement, le temps de sommeil total, les éveils, afin d'apporter des informations sur la qualité de sommeil. L'actimétrie permet également de mieux caractériser les alternances veille/sommeil au cours de la journée. Cet examen se fait en totale autonomie, le plus souvent sur une durée d'une à deux semaines.
- **Les techniques d'imagerie médicale** (IRM, scanner) **et d'imagerie fonctionnelle** (PET scan, IRM fonctionnelle, magnétoencéphalographie) peuvent également permettre d'étudier précisément les caractéristiques et le rôle de chacune des phases de sommeil, tout en identifiant les structures cérébrales impliquées.

SECRETS DE CHAMPION

« Quantifier ma récupération et adapter mes heures de sommeil. »

Wilfried Happio, 26 ans, médaillé d'argent aux championnats d'Europe d'athlétisme 2022 sur 400 mètres haies.

« Ces outils me permettent de quantifier ma récupération et d'adapter mes heures de sommeil à ma dépense journalière. J'ai le sentiment que le pourcentage de récupération proposé par l'outil se rapproche de la réalité. Ainsi, j'ai constaté que j'obtiens un bon sommeil réparateur à l'issue d'un entraînement aérobie plutôt qu'au terme d'une séance de musculation en fin de journée. Je suis en mesure d'apprécier quel type d'entraînement est le plus dur pour moi et son impact sur mon sommeil (heures de coucher et de lever). »

ET LES OBJETS CONNECTÉS ?

Aujourd'hui, impossible de passer à côté de toutes ces applications et objets connectés qui vous proposent d'évaluer votre quantité et votre qualité de sommeil. On parle de *quantified sleep* («sommeil quantifié»). Il y aurait aujourd'hui plus de cent mille applications santé sur le marché, la plupart d'entre elles permettant d'enregistrer le sommeil. Le problème de ces technologies est que très peu sont validées sur le plan scientifique (moins de 5 %). Ce qui signifie que les données qui vous sont fournies ne sont pas fiables.

Un autre problème identifié est que, chez certaines personnes, cette surveillance constante et cette recherche permanente du sommeil parfait se transforment en obsession. Ce trouble porte même un nom : l'orthosomnie (contraction de *ortho*, «droit», et *somnie*, «sommeil»). Certaines personnes sont tellement obsédées par la qualité de leur sommeil qu'elles en font des insomnies (voir p. 42). Selon une étude[9], cette forme d'addiction pourrait provoquer de l'irritabilité, mais aussi des problèmes de mémoire et d'attention. Par ailleurs, une étude récente[10] souligne un autre point de vigilance : «Les patients qui dépendent de la technologie pourraient retarder le moment où ils se tournent vers un spécialiste du sommeil et ainsi aggraver leur problématique de sommeil avant qu'elle ne soit prise en charge.» En résumé, mieux vaut éviter les applications et autres objets connectés, se concentrer sur son ressenti, et consulter un spécialiste quand cela s'avère nécessaire.

CHAPITRE 3

COMMENT FONCTIONNE NOTRE SOMMEIL

Maintenant que vous en savez un peu plus sur votre profil de dormeur et votre hygiène de sommeil, explorons la façon dont fonctionne votre sommeil. Car c'est un système complexe. Si chacun a des besoins de sommeil qui lui sont propres, et qui évoluent au cours du temps, le cycle veille/sommeil est un mécanisme bien huilé qui repose toujours sur deux grandes forces : l'horloge biologique et la pression homéostatique.

LE SOMMEIL, D'ABORD UNE QUESTION DE RYTHMES

L'HORLOGE BIOLOGIQUE, NOTRE HORLOGE INTERNE

Que l'on soit ou non un sportif de haut niveau, on est tous soumis au rythme circadien, notre rythme interne d'approximativement 24 heures généré par notre horloge biologique. Imaginez que vous viviez sur une île déserte, et que vous n'ayez aucune contrainte, vous aurez naturellement envie de dormir une fois la nuit tombée, vous aurez faim à certaines heures, et vous vous réveillerez naturellement à mesure que le jour se lève... Des expériences d'isolement temporel ont ainsi permis de mettre en évidence la rythmicité de notre horloge biologique interne.

L'horloge biologique est régulée par des facteurs extérieurs, des « donneurs de temps », comme la lumière du jour, les horaires de vos repas, la température... et elle est le fruit de notre évolution. Bref, vous ne pouvez pas y échapper ! Elle régule non seulement votre sommeil mais aussi votre faim, votre digestion, votre température, vos hormones, ou encore vos capacités physiques et intellectuelles (vous serez ainsi plus apte à vous concentrer ou, en ce qui concerne les sportifs, plus enclin à réaliser de meilleures performances à certains moments de la journée).

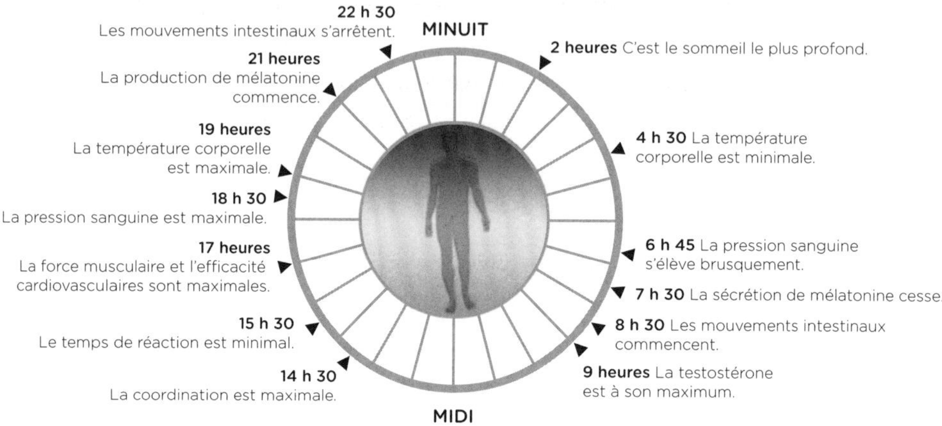

Source : *New Scientist*, 30 août 2008.

Notre horloge biologique

Votre horloge biologique vous envoie des signaux en fonction des moments de la journée : elle vous indique les périodes d'éveil, ainsi que les périodes de sommeil. Et c'est difficile d'y échapper ! Quand vous voyagez dans un pays lointain (et donc que vous subissez le décalage horaire), vous ressentez particulièrement sa force. Vous endormir (et vous réveiller) aux horaires du pays de destination est particulièrement difficile, car votre horloge biologique n'est pas ajustée au cycle veille/sommeil correspondant au nouveau fuseau horaire. Mais pas d'inquiétude, ce système bénéficie d'une bonne capacité d'adaptation. Peu importe où vous allez, votre horloge biologique va s'adapter au nouveau cycle lumière/obscurité. Il suffit de lui laisser un peu de temps, et d'adopter quelques bons réflexes pour optimiser cet ajustement (voir ci-après). Mais, bien sûr, plus le décalage est grand, plus l'ajustement sera long ; la destination du voyage, vers l'est ou vers l'ouest, est aussi importante à considérer. Au bout de quelques jours, vous serez synchronisé : vous aurez envie de dormir et de vous réveiller « à la bonne heure », vous aurez faim au moment des repas... Bref, votre horloge biologique sera bien calée, jusqu'à ce qu'il soit temps de rentrer... et de s'ajuster à nouveau !

L'HORLOGE BIOLOGIQUE INFLUE AUSSI SUR LES PERFORMANCES SPORTIVES

Et si la performance sportive était aussi une question de (bon) moment? C'est ce que tend à démontrer une étude[1] réalisée sur les temps olympiques de natation de 2004 à 2016 (Athènes, Pékin, Londres et Rio de Janeiro). Les chercheurs se sont fondés sur les données de 144 athlètes, dont 72 femmes, qui ont atteint une finale. Il en ressort que les performances étaient meilleures lors des finales que lors des demi-finales et des séries, et qu'elles étaient aussi fortement influencées par l'heure de la compétition. Ainsi, les temps de nage les plus rapides ont été enregistrés vers 17 h 12, avec une amélioration de 0,32 % des performances par rapport à 8 heures. Cela peut paraître minime mais, à ce niveau de compétition, chaque milliseconde compte. L'effet de l'heure du jour dépasse la différence de temps entre la médaille d'or et la médaille d'argent dans 40 % des cas, celle entre la médaille d'argent et la médaille de bronze dans 64 % des cas, et celle entre la médaille de bronze ou le fait d'être éjecté du podium dans 61 % des courses.

LA RÉGULARITÉ DU SOMMEIL PLUS IMPORTANTE QUE LA QUANTITÉ DE SOMMEIL

Nous savons tous qu'il faut dormir suffisamment pour être bien reposé et en bonne santé. Mais il existe un facteur semble-t-il encore plus important : la régularité du sommeil, c'est-à-dire la similitude de vos heures de coucher et de lever d'un jour à l'autre, et surtout d'un jour de travail à un jour de repos. Par exemple, si, tous les jours, vous vous couchez à 23 heures et que vous vous réveillez à 7 heures, vous avez des horaires de sommeil réguliers. À l'inverse, si vous vous couchez parfois à 22 heures, à 23 heures ou même à 2 heures ou à 3 heures du matin, et que vos horaires de lever sont variables (par exemple parce que vous faites la grasse matinée le week-end), votre sommeil n'est pas régulier.

En 2020, une revue systématique de la littérature existante[2] a examiné l'influence de l'heure et de la régularité du sommeil sur la santé. Les auteurs ont conclu qu'un sommeil tardif et une plus grande variabilité du sommeil sont tous deux associés à des effets néfastes sur la santé des adultes. Résultats confirmés par une grande étude rétrospective anglaise récente[3] incluant plus de 60000 participants. Elle a mis en évidence que cette régularité du coucher est un prédicteur du risque de mortalité supérieur à la durée de sommeil. L'objectif de cette étude était d'analyser la relation entre la régularité de sommeil et le risque de mortalité global, le risque de mortalité pour causes cardiométaboliques et le risque de mortalité pour cancer.

Pour étudier la régularité du sommeil, les chercheurs ont utilisé un indicateur appelé index de régularité du sommeil (*Sleep Regularity Index* ou SRI), et les participants ont porté un actimètre (voir p. 47) durant une semaine. Le SRI se définit comme l'accord moyen entre les heures de sommeil et d'éveil d'un jour à l'autre. Il est évalué sur une échelle de 0 (plus faible régularité de sommeil) à 100 (régularité de sommeil maximale). Une meilleure régularité du sommeil indique que vous vous couchez et vous réveillez à des horaires réguliers d'un jour à l'autre, alors qu'une régularité du sommeil faible indique des variations plus importantes au niveau de ces horaires. Le SRI permet ainsi d'apprécier la similarité des rythmes veille/sommeil d'un jour à l'autre, et capture la plus ou moins grande irrégularité du sommeil en combinant la fragmentation du sommeil, l'initiation du sommeil, la fin du sommeil, et les éventuels temps de sieste. Les chercheurs ont ainsi montré qu'une régularité de sommeil supérieure (SRI compris entre 71,6 et 98,5) était associée à un risque de mortalité significativement plus faible de 20 % à 48 %, quelle que soit la cause, à un risque de mortalité par cancer plus faible de 16 % à 39 %, et à un risque de mortalité cardiométabolique plus faible de 22 % à 57 %, comparativement au quintile le moins régulier (SRI inférieur à 71,6).

Une étude[4] menée sur 732 personnes a aussi montré qu'une plus grande régularité du sommeil pouvait avoir des effets bénéfiques sur les plaintes de sommeil et de santé mentale (insomnie, fatigue, anxiété, dépression). Les données de sommeil des participants étaient enregistrées via un agenda de sommeil, et ils ont bénéficié d'une intervention fondée sur une application pour smartphone utilisant un agent conversationnel sur la régularité du sommeil. Au bout de 10 jours, chaque participant a aussi reçu des conseils d'hygiène personnalisés. En 17 jours, l'insomnie est passée de 49 % à 23 %, la fatigue de 67 % à 47 %, l'anxiété de 44 % à 28 % et la dépression de 21 % à 12 %. Les chercheurs ont ainsi constaté que l'insomnie et la fatigue diminuaient préférentiellement chez les participants ayant une régularité de sommeil stable ou augmentée, et que l'anxiété et la dépression diminuaient préférentiellement chez les participants ayant une diminution de l'insomnie et de la fatigue.

Ces résultats s'expliqueraient notamment par le fait qu'un sommeil irrégulier perturbe le rythme circadien et donc l'horloge interne, ce qui a plusieurs conséquences négatives sur la santé en général. Par exemple, cela peut entraîner un déséquilibre des hormones qui régulent l'appétit, ce qui peut provoquer une prise de poids et un risque accru de surpoids, voire d'obésité. De la même manière, comme nous l'avons déjà vu plus haut, cela a un impact sur la sensibilité à l'insuline, augmentant le risque de diabète. La perturbation des rythmes circadiens peut aussi engendrer une hausse de la tension artérielle et une inflammation, associée à un risque de maladies cardiovasculaires. L'irrégularité du sommeil pourrait également, selon certaines études, interférer avec les mécanismes naturels de défense de l'organisme contre les cellules cancéreuses, augmentant ainsi le risque de certains types de cancer.

À l'inverse, la régularité de sommeil permet la bonne synchronisation de l'horloge biologique et un fonctionnement optimal de l'organisme. En effet, lorsque votre rythme de sommeil est régulier, votre corps s'habitue à un cycle de veille/sommeil spécifique. Cette cohérence permet à l'organisme de réguler ses processus internes, en fonction des horaires qui sont bien définis et prévus. De la même manière, votre organisme peut anticiper le sommeil et s'y préparer, ce qui facilite l'endormissement et le réveil naturel sans alarme. Maintenir un rythme de sommeil régulier permet aussi d'améliorer la qualité de votre sommeil : vous mettez tous les atouts de votre côté pour bénéficier d'un sommeil plus profond et plus récupérateur.

Conclusion : le secret d'un bon sommeil, c'est la régularité, peut-être plus encore que le temps de sommeil ! Dans l'idéal, couchez-vous et levez-vous tous les jours à la même heure, ou au maximum dans un intervalle de plus ou moins une heure.

Et en ce qui concerne la grasse matinée : bonne ou mauvaise idée ? Une étude[5] menée sur près de 44 000 personnes pendant treize ans avance qu'un sommeil court en semaine et le week-end entraîne une augmentation de la mortalité. À l'inverse, un sommeil prolongé le week-end après un sommeil court en semaine n'est pas associé à un risque accru de mortalité, ce qui amène à penser que le manque de sommeil en semaine peut être compensé pendant le week-end, et que cela a des implications positives sur la santé. Il est possible de conserver une certaine régularité le week-end tout en compensant un éventuel manque de sommeil. Le secret? C'est la sieste du début d'après-midi (voir p. 144), plutôt que la grasse matinée. Si vous êtes en manque de sommeil, la sieste vous permettra de faire du sommeil lent profond, ce qui sera plus récupérateur qu'une grasse matinée principalement composée de sommeil lent léger et de sommeil paradoxal.

Pour favoriser une bonne synchronisation de votre horloge biologique, il existe également d'autres astuces efficaces :

- Instaurez une routine le soir au moment du coucher, afin de signaler à votre organisme que c'est l'heure d'aller dormir. Les parents utilisent généralement ce rituel avec leurs enfants et savent que c'est un moment important pour se calmer, alors pourquoi ne pas le mettre en place pour vous-même? À vous de choisir les activités qui vous conviennent : lecture, musique douce, séance de méditation, bain, etc. Évitez en revanche toutes les activités trop excitantes, et notamment les écrans qui, en émettant une lumière bleue, perturbent la sécrétion de mélatonine et font tourner à plein régime votre cerveau alors que l'objectif est plutôt de le détendre avant de poser votre tête sur l'oreiller!
- Le soir, baissez voire éteignez les sources lumineuses, et assurez-vous de dormir dans une chambre sombre et calme (voir p. 92).
- Le matin exposez-vous si possible le plus rapidement possible à la lumière du jour puis, la journée, exposez-vous régulièrement à la lumière naturelle.

DÉCALAGE HORAIRE : COMMENT REMETTRE LES PENDULES À L'HEURE?

La gestion du décalage horaire est une question cruciale pour les sportifs de haut niveau, souvent amenés à participer à des compétitions à l'étranger. Il a en effet un impact réel sur leurs performances, leur fatigue, leur niveau de concentration, leurs capacités de récupération, etc.

On estime que le décalage horaire doit être particulièrement pris en compte à partir de 3 heures de décalage entre le pays d'origine et le pays où se tient la compétition. Il faut également savoir que ses conséquences varient en fonction de la direction vers laquelle on va. Ainsi, quand on va vers l'ouest, il faut en moyenne une demi-journée par heure de décalage horaire pour que l'organisme s'adapte, contre une journée si l'on va vers l'est. Cela reste une moyenne et je constate une variabilité importante d'un sportif à l'autre quant à leur capacité à « digérer » le décalage horaire, en plus de la fatigue liée au voyage.

Pour aider les sportifs à remettre les pendules à l'heure, plusieurs stratégies peuvent être utilisées. Vous pouvez, vous aussi, bien sûr, vous en inspirer quand vous voyagez à l'étranger.

- **Anticipez vos nouveaux horaires de lever et de coucher en les décalant chaque jour, cela durant un à trois jours avant votre départ.** Pour les voyages vers l'est, avancez votre heure de réveil et votre heure de coucher de 15 à 30 minutes par jour. Pour les voyages vers l'ouest, il vous suffit de retarder de 30 minutes l'heure de votre coucher et de votre réveil. Si vous ne parvenez pas à vous réveiller plus tard que d'habitude, évitez de vous exposer à la lumière du jour pendant l'heure qui suit votre réveil. Sachez aussi que, généralement, avant une compétition d'envergure, les sportifs décalent leurs horaires d'entraînement pour les faire coïncider avec les horaires de leurs futures épreuves, et cela pendant quelques jours. Vous pouvez, de manière similaire, faire coïncider votre heure d'activité physique avec l'heure de votre prochaine réunion importante !
- **La luminothérapie peut être utilisée en complément de ces mesures, avant et après le voyage**, comme une sorte de soleil artificiel, pour aider l'horloge biologique à se décaler et à se recaler progressivement. Ainsi, si vous voyagez vers l'est, effectuez votre séance de luminothérapie chaque matin à votre réveil avant le départ, puis, une fois arrivé à destination, pendant quelques jours. Pour les voyages vers l'ouest, effectuez une séance de luminothérapie en fin de journée pour favoriser un endormissement plus tardif.

- **En fonction de la destination et de vos préférences personnelles, choisissez un vol de nuit ou de jour.** Lors de grandes compétitions internationales, comme les Jeux olympiques, certains sportifs ont la chance de réaliser plusieurs *test events* c'est-à-dire des périodes de tests « grandeur nature » : ils se rendent dans le pays hôte de la compétition afin d'effectuer une reconnaissance des lieux et des installations, d'apprécier comment ils supportent le décalage horaire, etc. Certains peuvent même tester différents types de vols, à différents horaires, ce qui leur permet d'analyser celui qui leur convient le mieux (de jour ou de nuit). Si vous avez l'habitude de voyager à l'étranger, vous avez peut-être déjà vous-même fait le test, et remarqué que vous supportiez mieux le décalage après un vol de nuit ou, inversement, après un vol de jour. C'est un ressenti très personnel, à adapter également en fonction de votre destination.
- **Une fois à l'aéroport ou à bord de l'avion, réglez votre montre sur la nouvelle heure locale.** Ainsi, vous pourrez sans attendre régler vos habitudes sur votre futur horaire, en mangeant et en dormant aux « bonnes heures ». Les compagnies aériennes sont rarement vigilantes à ces enjeux chronobiologiques, alors n'hésitez pas à laisser passer le chariot des repas si ce n'est pas la bonne heure !
- **La prise de mélatonine, sous forme de complément alimentaire, peut également être envisagée** pour favoriser le sommeil (voir aussi p. 70). Cette hormone est naturellement sécrétée lorsque la nuit tombe. À l'inverse, en cas d'épisode de somnolence dans la journée, exposez-vous à la lumière du jour. C'est le meilleur synchroniseur de l'horloge biologique, puisqu'elle inhibe la sécrétion de la mélatonine.
- **Évitez les excitants** (alcool, caféine...), qui perturbent l'horloge biologique, et pensez à bien vous hydrater.

SECRETS DE CHAMPION

« Mon astuce pour essayer de gérer le décalage horaire : me caler le plus tôt possible sur les horaires des repas du pays d'arrivée. »

Quentin Halys, 27 ans, joueur de tennis professionnel (plus haut classement ATP : 61e).

« La gestion du décalage horaire est particulièrement compliquée pour moi. Et de plus en plus avec l'âge qui avance... Il faut dire qu'à certaines périodes de l'année je change sans arrêt de fuseau horaire. Par exemple, ces trois dernières semaines, j'ai enchaîné l'Australie, la Chine, la France et maintenant les États-Unis. Ajoutez à cela le fait que, tous les ans, je refais le même circuit. Je sais par exemple que, quand je pars en Australie, le voyage sera très long, et qu'il me sera très difficile de dormir dans l'avion... Cette anticipation anxieuse n'arrange pas les choses niveau sommeil.

Pour gérer ce décalage horaire, j'essaie certaines choses, mais je n'ai pas encore trouvé la recette miracle... Néanmoins, comme je refais souvent les mêmes voyages, je commence à savoir ce qui me réussit et ce qui ne me réussit pas. La meilleure astuce qu'on m'ait donnée, c'est de me caler le plus vite possible sur les horaires des repas de la destination d'arrivée. C'est quelque chose que je ne faisais pas avant. Si, par exemple, je pars de France à 8 ou 9 heures du matin, et que c'est encore la nuit aux États-Unis, je vais essayer d'attendre au maximum pour prendre mon petit-déjeuner.

J'essaie aussi de ne pas toucher à mon téléphone pour ne pas perturber mon endormissement, et je veille à dormir dans une pièce assez fraîche. J'ai par ailleurs la chance de ne pas trop souffrir du *first night effect* (voir p. 90), car les hébergements qui nous sont réservés pour les compétitions sont assez luxueux. Mais il m'arrive souvent de me réveiller et de ne plus savoir où je suis...

Autre astuce importante qui m'aide à récupérer : la sieste. J'en fais quasiment tous les jours.

Elle dure entre 20 et 40 minutes en fonction de mes besoins. Quant au moment de la journée où je la pratique, cela dépend de très nombreux fac-

teurs : de mes horaires d'entraînement ou de match, de l'heure à laquelle je me suis réveillé, de mes besoins aussi…
Une fois à la maison, j'essaie d'avoir un sommeil régulier, et de me coucher tous les jours à la même heure. Mais comme nous venons d'avoir un bébé, ce n'est pas forcément très compatible avec le fait de bien dormir. Il faut bien l'avouer, depuis qu'il est arrivé, j'ai un peu perdu mon sommeil. »

« Anticiper le décalage horaire au maximum ! »

Christelle Daunay, 49 ans, marathonienne, détentrice du record de France du marathon (2:24:22) de 2010 à 2024, championne d'Europe du marathon à Zurich en 2014.

« En prévision des Jeux olympiques de Pékin en 2008, j'ai pris en compte ce décalage horaire vers l'est, peut-être même à l'extrême. J'ai anticipé le décalage 5-6 jours avant le départ pour finalement me coucher à 16 heures en France alors que nous étions en juillet-août ! Je prenais mon petit-déjeuner à 4 heures du matin ! Au moment de monter dans l'avion, j'étais quasiment calée sur l'heure de Pékin. Le sommeil fait partie intégrante de la récupération et de l'entraînement : j'en ai besoin. La régularité du sommeil aussi est essentielle. Après une course, l'influx nerveux reste important pendant plusieurs jours et entraîne des difficultés à s'endormir. J'avais le souhait de profiter de l'après-course, mais il était important de conserver mon rythme et mon hygiène de vie pour récupérer et repartir à l'entraînement. »

COMPRENDRE L'IMPORTANCE DES CYCLES ET DES STADES DE SOMMEIL

SOMMEIL LENT ET SOMMEIL PARADOXAL

Nous savons aujourd'hui que la qualité de notre sommeil n'est pas la même tout au long de la nuit. Il existe en effet deux grands types de sommeil : le sommeil lent et le sommeil paradoxal. Ces deux types de sommeil alternent tout au long de la nuit, formant ainsi un cycle ultradien de 90 à 120 minutes.

Chaque cycle est composé de la manière suivante :

- Pendant le sommeil lent, on observe un ralentissement progressif des fonctions neurovégétatives (respiration, digestion, sécrétion...). Le tonus musculaire est diminué, mais toujours présent en partie, ce qui peut expliquer les mouvements au cours des stades de sommeil lent. Cette phase de sommeil lent se décompose elle-même en trois étapes :

  – D'abord ***un état intermédiaire entre l'éveil et le sommeil (stade 1 du sommeil lent léger).*** Il peut alors vous arriver de vous réveiller brusquement en sursautant parce que vous pensez être tombé, ou parce que vous avez entendu du bruit.

  – Puis c'est ***le sommeil lent léger (stade 2).*** Il est possible d'être réveillé par un bruit, ou par les pleurs de son bébé. Nous passons la plus grande partie de notre nuit dans cet état.

  – Puis le sommeil s'approfondit : c'est ***le sommeil lent profond (stade 3).*** Il est maintenant plus difficile de vous réveiller. C'est la phase où le sommeil est le plus réparateur.

- Ensuite, le sommeil lent profond s'interrompt avant de laisser place au sommeil paradoxal, qui ne dure que quelques minutes au début de la nuit. Le premier cycle de 90 minutes est ainsi bouclé. Pendant ce stade de sommeil paradoxal, le tonus musculaire disparaît complètement (en dehors de quelques mouvements possibles des extrémités), mais l'activité cérébrale est proche de celle de la phase d'éveil, d'où le terme « paradoxal » : un cerveau en activité dans un corps inerte. Cette phase est caractérisée par la présence de mouvements des yeux spécifiques, appelés mouvements oculaires rapides. Les Anglo-Saxons appellent d'ailleurs le sommeil paradoxal sommeil à mouvements oculaires rapides (*Rapid Eye Movement* ou REM). D'où la distinction entre le « sommeil REM » et le « sommeil non-REM », qui est le sommeil lent. Le sommeil paradoxal est la phase de sommeil la plus propice aux rêves intenses, dont on peut garder le souvenir à son réveil. Une fois cette phase terminée, nous nous réveillons, généralement sans que nous en ayons le souvenir le lendemain matin, et nous recommençons un nouveau cycle. En moyenne, une « bonne » nuit de sommeil correspond à une succession de trois à cinq cycles en fonction de la durée de votre nuit. Au fur et à mesure de la nuit, le sommeil lent profond diminue au profit du sommeil lent léger et du sommeil paradoxal.

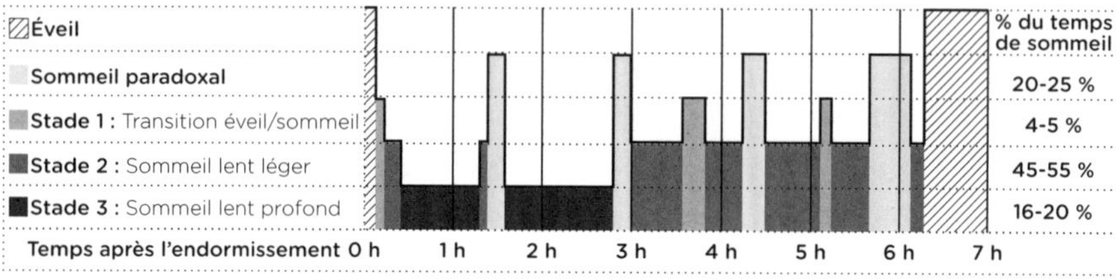

Source : Inserm/Pinci.

Les différents stades du sommeil

Voilà pour le schéma idéal. Dans le meilleur des cas, en effet, nous faisons une bonne nuit de sommeil quand les cycles s'enchaînent bien, sans temps de réveil prolongé entre les deux, avec un temps de sommeil lent profond suffisant. Mais, dans les faits, de nombreux obstacles peuvent venir perturber ce modèle. Ainsi, avec l'âge, le sommeil lent profond est moins présent, et laisse la place à davantage de sommeil lent léger. Ce qui peut expliquer l'augmentation des troubles du sommeil quand on vieillit… Mais, rassurez-vous, il n'y a rien de rédhibitoire : grâce à nos conseils prodigués dans ce livre, vous pourrez prendre soin de votre sommeil tout au long de votre vie ! De nombreux autres facteurs peuvent aussi venir perturber cette belle mécanique : le bruit, le stress et les ruminations (qui empêchent de s'endormir et/ou de se rendormir), les ronflements de son/sa partenaire, le besoin d'aller aux toilettes, etc.

DORMIR PAR BLOCS DE 90 MINUTES, UNE BONNE IDÉE ?

Si une nuit de sommeil est une simple succession de cycles de 90 minutes, pourquoi ne pas dormir par cycles de 90 minutes répartis dans la journée ? C'est le principe qu'adopte Cristiano Ronaldo, grand footballeur à la longévité exceptionnelle, sur les conseils de son coach en sommeil[6] : il dort environ

9 heures par jour, mais sous forme de six « grosses siestes » de 90 minutes réparties dans la journée. Comme l'a expliqué son coach, Nick Littlehales, dans une interview donnée à la version mexicaine du magazine *GQ*[7], ce rythme de sommeil, qui lui offre une meilleure récupération physique entre les entraînements, s'adapte également mieux à son mode d'alimentation, lui aussi conçu dans le but d'une optimisation des performances. Ronaldo fait en effet six repas par jour : un petit-déjeuner, deux déjeuners, une collation et deux dîners.

In fine, le plus important serait la quantité totale de sommeil effectuée, peu importe la manière dont on aboutit à ce total. Le footballeur a également pour consigne de dormir seul, d'avoir un lit suffisamment grand pour bouger à son aise, avec un matelas renforcé par une mousse en latex de 10 centimètres d'épaisseur, d'adopter la position fœtale (pour préserver son dos et ses organes internes) et d'arrêter l'usage des écrans au moins une heure avant le coucher. Autant de facteurs qui peuvent avoir leur importance, et sur lesquels nous reviendrons dans les pages qui suivent.

Cette question du rythme de sommeil se pose aussi particulièrement pour les navigateurs en solitaire qui réalisent des courses sur les différents océans de la planète. Pas question pour eux de dormir 8 heures d'affilée sur leur bateau ! Mais comme tous les autres humains, ils doivent dormir et récupérer, car leurs journées sont longues et intenses ! Alors, comment font-ils ? Comme Cristiano Ronaldo, eux aussi adoptent la technique du sommeil polyphasique, soit plusieurs épisodes de sommeil par 24 heures – par opposition au sommeil monophasique, qui est le sommeil « en une seule fois » que nous connaissons vous et moi. Plusieurs espèces animales pratiquent elles aussi le sommeil polyphasique. C'est le cas par exemple des gazelles ou des girafes, pour qui faire face aux prédateurs est une question de survie. La particularité des navigateurs en solitaire est que, pour eux, les cycles sont beaucoup plus courts que pour Cristiano Ronaldo : laisser son bateau 90 minutes sans surveillance est en effet impossible. Ils dorment donc par cycles de 10 à 60 minutes maximum. C'est le meilleur compromis possible entre obtenir suffisamment de sommeil par cycle de 24 heures et être le plus souvent disponible pour manœuvrer le bateau et faire les bons choix météorologiques.

Dans une étude française[8], plusieurs navigateurs ont accepté que l'on enregistre leur sommeil avant, pendant et après la course. Les résultats montrent qu'au début (les 24 premières heures) leur qualité de sommeil est très dégradée : pas de sommeil lent profond ni de sommeil paradoxal, mais beaucoup d'épisodes de somnolence et des phases de sommeil lent léger. Puis les choses s'améliorent progressivement : les navigateurs font quatre à cinq épisodes de sommeil d'environ 1 heure par 24 heures, ce qui leur permet d'avoir un sommeil réparateur. Au bout de quatre jours, ce rythme est bien calé, et leur sommeil est plutôt de bonne qualité, bien que la quantité de sommeil ne soit pas suffisante. Au fil des jours, le corps est donc capable de s'adapter à ces siestes rythmées, et les navigateurs eux-mêmes savent combien il leur faut de temps pour bien récupérer. « Ce type de sommeil (sommeil polyphasique) est donc bien décrit et peut nous faire réfléchir sur cette faculté d'adaptation de l'homme vis-à-vis de ce rythme, concluent les chercheurs. Il n'est pas impossible que les hommes préhistoriques aient eu recours à ce type de sommeil pour subsister dans un environnement plus hostile qu'aujourd'hui (grottes, bêtes féroces, guerres tribales). Une prédisposition génétique en serait peut-être une explication. » Mais, une fois revenus sur la terre ferme, les navigateurs reprennent un rythme marqué par un épisode principal de sommeil nocturne.

En conclusion, je vous invite à vous méfier des stratégies prônées par quelques célébrités, ce sont souvent des modes qui vont et viennent, et elles ne sont aucunement étayées scientifiquement ! Il y a également énormément de croyances répandues sur le sommeil[9]. Allez, une petite dernière pour la route ? Saviez-vous qu'Erling Haaland, un autre footballeur célèbre, a l'habitude de dormir la bouche scotchée ? Selon lui, le fait de fermer sa bouche avec du ruban adhésif et de dormir la bouche fermée est un de ses secrets pour rester au meilleur de sa forme. Je vous laisse vous faire votre propre opinion…

LA PRESSION HOMÉOSTATIQUE, LE SECRET DE L'ENDORMISSEMENT

Et si la qualité de nos nuits reposait (aussi) sur la qualité de nos journées ? Notre sommeil est en effet dépendant d'un mécanisme important que l'on appelle la pression de sommeil homéostatique.

LE PRINCIPE DU SABLIER

Le principe est simple et peut être résumé ainsi : plus vous restez éveillé longtemps, et plus votre besoin de dormir est élevé. En d'autres termes, chaque jour, vous disposez d'un réservoir de veille et de sommeil. Lorsque vous avez épuisé votre réservoir de veille, vous avez besoin d'aller dormir pour le recharger. Et vous vous réveillerez lorsque votre besoin sera comblé. On compare souvent cela au principe du sablier : tout au long de la journée, vous utilisez votre temps de veille (c'est le sable qui s'écoule), jusqu'à ce que vous n'en ayez plus. Pour vous recharger, il vous suffit alors de retourner le sablier. La nuit, vous utilisez votre temps de sommeil (le sable qui s'écoule), jusqu'à ce que votre temps de veille soit rechargé.

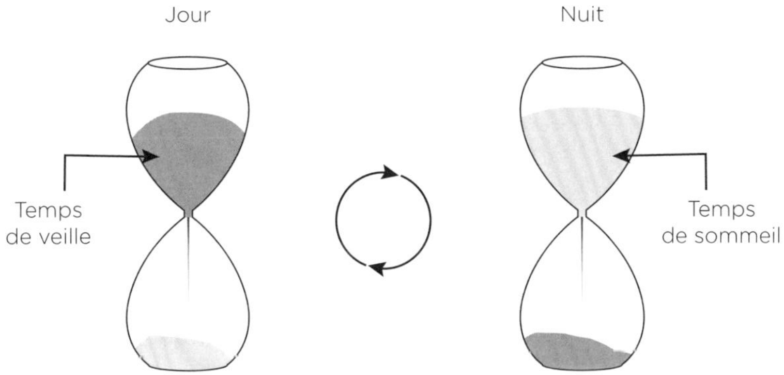

Le sablier jour/nuit

De manière plus précise, pendant la journée, notre organisme produit certaines substances dont la pression favoriserait progressivement la survenue du sommeil. Parmi elles, l'adénosine joue un rôle particulièrement important : elle inhiberait progressivement le fonctionnement cérébral pendant la journée jusqu'au déclenchement du sommeil. Elle est ensuite progressivement éliminée au cours de la nuit. Plus la dette de sommeil est importante, plus le taux en adénosine est élevé, et plus le sommeil lent profond est prépondérant au cours de la nuit – on parle de « rebond de sommeil ». Notons aussi que la caféine exerce son effet stimulant en se liant au récepteur de l'adénosine ; ce faisant, elle limite la propension au sommeil (voir aussi p. 83).

LA SOMNOLENCE, UN POTENTIEL INDICATEUR DU MANQUE DE SOMMEIL

Lorsque l'on manque de sommeil, la pression de sommeil homéostatique est plus forte, et le sommeil peut alors survenir à des moments inappropriés ou inhabituels. Par conséquent, on somnole, c'est-à-dire que l'on ressent une envie ou un besoin irrépressible de dormir pendant la journée.

La somnolence diurne peut donc être un bon indice pour savoir si vous manquez de sommeil ou non. Il ne faut pas la confondre avec la fatigue qui, elle, est une sensation d'épuisement physique ou mental qui n'implique pas forcément des périodes de sommeil involontaire ou une envie excessive de dormir. Si vous êtes fatigué, vous avez juste besoin de vous reposer, pas forcément de dormir. Au contraire, si vous êtes somnolent, vous avez besoin de dormir, et vous reposer ne suffira pas. Vous pouvez aussi être tenté d'augmenter votre consommation de caféine afin de vous aider à tenir. Attention au «cercle vicieux», cela peut nuire à votre qualité de sommeil et entretenir, à long terme, une dette de sommeil.

Contrairement à la fatigue, la somnolence peut être liée à une dette de sommeil ou à une mauvaise qualité de sommeil aiguë ou chronique, mais aussi à certains problèmes médicaux ou psychologiques.

Si vous en souffrez régulièrement, n'hésitez pas à en parler avec votre médecin. Vous pouvez aussi vous auto-évaluer au moyen d'un test, l'échelle de somnolence d'Epworth[10]. Cet outil permet de distinguer une somnolence diurne excessive d'une simple fatigue, de quantifier sa somnolence afin d'avoir une base concrète lors d'une consultation avec un médecin spécialiste du sommeil, d'être proactif quand on a dans son entourage des parents atteints d'apnées du sommeil, d'hypersomnie ou de parasomnie ou encore quand on souhaite apprécier les potentiels effets secondaires d'un traitement médicamenteux.

ÉVALUEZ VOS HABITUDES D'ENDORMISSEMENT

Pour chacune des situations suivantes, évaluez votre probabilité de vous endormir en utilisant le chiffre le plus approprié :
0 = aucun risque de somnoler ou de s'endormir
1 = faible risque de somnoler ou de s'endormir
2 = risque modéré de s'endormir
3 = risque élevé de s'endormir
Si vous n'avez pas été récemment dans l'une de ces situations, essayez d'imaginer comment elle pourrait vous affecter.

Situation	**Risque de vous endormir**			
	0	1	2	3
Assis en train de lire				
Assis en train de regarder la télévision				
Assis, inactif dans un lieu public (cinéma ...)				
Assis comme passager d'un véhicule roulant pendant une heure				
Allongé l'après-midi quand les circonstances le permettent				
Assis en parlant à quelqu'un				
Assis au calme après un déjeuner sans alcool				
Assis dans une voiture immobilisée depuis quelques minutes				

RÉSULTATS

Additionnez ensuite vos points et analysez votre résultat.

- **Si le score total est inférieur ou égal à 10** : il n'y a pas de somnolence diurne.
- **Entre 11 et 15** : la somnolence diurne est modérée et peut être le reflet d'une dette de sommeil.
- **Au-delà de 15** : la somnolence diurne est excessive et nécessite une recherche de la cause, même sans facteurs de risques.

QU'EST-CE QUE LE SYNDROME D'APNÉES-HYPOPNÉES OBSTRUCTIVES DU SOMMEIL ?

Le syndrome d'apnées-hypopnées obstructives du sommeil (SAHOS) se caractérise par des épisodes anormalement fréquents d'interruptions ou de réductions de la respiration durant le sommeil, dus à une obstruction des voies aériennes supérieures. Ces pauses durent de 10 à 30 secondes, voire plus, et se produisent plusieurs fois par heure de sommeil. Une désaturation et/ou un micro-éveil peuvent survenir après l'événement respiratoire. Le dormeur n'en a pas conscience, mais cela impacte sa qualité de sommeil : somnolence diurne, baisse de la vigilance, troubles de la mémoire et de la concentration, troubles de l'humeur, etc. À long terme, le SAHOS augmente le risque de maladies cardiovasculaires (hypertension artérielle, maladie coronarienne, insuffisance cardiaque, accident vasculaire cérébral...).

Cette pathologie est plus fréquente chez les hommes, et sa fréquence augmente avec l'âge. Le surpoids et l'obésité sont des facteurs de risque. Le tabagisme, la consommation d'alcool et la prise de sédatifs sont des facteurs aggravants. Les symptômes les plus fréquents sont des ronflements, la somnolence diurne, des arrêts de la respiration, un sommeil agité et perturbé, voire une diminution de la libido... Le diagnostic repose sur un bilan du sommeil avec polygraphie ventilatoire nocturne ou une polysomnographie (voir p. 46). Différents outils (agenda du sommeil, échelle de somnolence diurne d'Epworth, examen ORL) sont susceptibles d'orienter les médecins.

Pour la petite histoire, sachez que les plus grands sportifs peuvent être touchés par ce syndrome. C'est le cas, par exemple, du joueur de basket américain Shaquille O'Neal. Mesurant 2,15 mètres et pesant environ 145 kilos, Shaq était un gros ronfleur. C'est sa femme qui, un jour, l'a averti qu'il s'arrêtait parfois de respirer pendant la nuit. Son médecin lui a conseillé de réaliser quelques examens médicaux, qui ont révélé une apnée du sommeil modérée. Il a alors suivi une thérapie par PPC (traitement à pression positive continue), qui consiste à envoyer de l'air sous pression grâce à un masque appliqué sur le nez et/ou la bouche.

CHAPITRE 4

BIEN MANGER POUR BIEN DORMIR

L'alimentation joue un rôle clé dans le sommeil. Aujourd'hui, de plus en plus de travaux scientifiques font le lien entre les deux[1]. C'est d'ailleurs une relation à double sens : une courte durée et une mauvaise qualité de sommeil sont associées à des comportements alimentaires délétères, notamment à des apports plus élevés en calories, en graisses et en sucres ; et, dans l'autre sens, une alimentation déséquilibrée a un impact négatif sur la durée et la qualité de sommeil. C'est donc un cercle vicieux !

Toutefois, celui-ci peut être brisé. En effet, une alimentation saine favorise un sommeil de bonne qualité, qui à son tour contribue à renforcer les habitudes alimentaires saines. Quand j'accompagne des sportifs dans une démarche d'amélioration de leur sommeil, je prends toujours en considération cet aspect de leur hygiène de vie. Si certains aliments sont bien connus pour leurs effets néfastes sur la qualité de nos nuits (comme le café, et toutes les autres boissons contenant de la caféine !), d'autres sont en revanche bénéfiques. Il est également important de prendre en compte les habitudes alimentaires sur l'ensemble de la journée, de la semaine et de l'année (environ 1 100 repas par an tout de même !) ainsi que l'horaire des repas, et surtout celui du dîner.

Petit tour d'horizon des bons réflexes à prendre (et des mauvaises habitudes à oublier) du côté de l'assiette pour enfin mieux dormir…

ADOPTER UNE ALIMENTATION SAINE ET ÉQUILIBRÉE TOUT AU LONG DE LA JOURNÉE

Il est important de préciser d'emblée qu'il n'existe pas de remède magique – aliment ou boisson – qui pourrait vous envoyer à coup sûr directement dans les bras de Morphée ! L'alimentation doit d'abord s'envisager comme une hygiène de vie globale, au service de votre santé, mais aussi de votre sommeil. En analysant une série de données recueillies pendant plusieurs années, une équipe de chercheurs[2] a fait le constat que les personnes qui n'adhéraient pas aux recommandations alimentaires, telles que la consommation d'un nombre suffisant de portions de fruits, de légumes, de légumineuses et de céréales complètes, avaient une durée de sommeil plus courte. Une autre étude[3] a suivi plus de 1 000 jeunes adultes âgés de 21 à 30 ans ayant accepté de participer à un accompagnement diététique en ligne de trois mois – qui visait notamment à les aider à augmenter leurs portions quotidiennes de fruits et de légumes. Résultat : ceux qui ont augmenté leur consommation de végétaux ont fait état d'une meilleure qualité de sommeil et d'une réduction des symptômes d'insomnie.

Parmi les modes d'alimentation existants, le régime méditerranéen semble être la meilleure option pour favoriser le sommeil. Différentes études ont montré ses bénéfices sur la qualité du sommeil. L'une d'elles[4], menée sur plus de 1 600 personnes âgées de plus de 65 ans, a montré que celles qui suivent ce mode d'alimentation ont un sommeil de meilleure qualité (mais ne dorment pas forcément plus longtemps), et cela quels que soient leur sexe, leur indice de masse corporelle, leur niveau d'activité physique et leur apport énergétique total. Une méta-analyse, qui a passé en revue vingt études antérieures publiées entre 1975 et 2021[5], confirme ces résultats. Selon l'une des autrices de cette étude, les personnes qui mangent plus de fibres, de graisses plus saines (comme les graisses polyinsaturées, contenues dans les huiles végétales, les oléagineux...), de fruits et légumes riches en sérotonine et en mélatonine (voir les explications dans les pages suivantes) et d'aliments aux vertus anti-inflammatoires comme les fruits, les légumes, les épices (curcuma, curry) ou les petits poissons gras (également riches en antioxydants et/ou en acides gras oméga-3) dorment mieux.

Le régime méditerranéen se caractérise par une alimentation variée, riche en légumes et en fruits, et qui fait la part belle au poisson, aux noix, aux céréales complètes et à l'huile d'olive, tandis que la viande rouge et les sucres ajoutés sont réduits, voire proscrits. Une équipe de chercheurs crétois[6] a par ailleurs montré que ce mode d'alimentation permettait d'améliorer les symptômes du syndrome d'apnées obstructives du sommeil chez les personnes obèses. Soulignons enfin que le régime méditerranéen présente également de nombreux autres effets bénéfiques sur la santé, notamment sur la prévention des maladies cardiovasculaires.

LES GRANDS PRINCIPES DE L'ALIMENTATION MÉDITERRANÉENNE

- Consommez des végétaux à volonté – les fruits et les légumes sont présents à tous les repas, en bonne quantité, sous forme crue ou cuite –, en privilégiant les produits de saison, sans oublier les fruits secs, à raison d'une poignée quotidienne (soit l'équivalent d'une trentaine d'amandes).
- Accordez une place de choix aux céréales et aux légumes secs. Préférez les formes complètes et pensez aussi aux tubercules (patates douces, panais, céleris-raves, topinambours, etc.).
- Privilégiez l'huile d'olive, à utiliser pour les cuissons et les assaisonnements, pour faire le plein de bons acides gras.
- Misez sur des protéines animales de qualité. Les produits de la mer sont à consommer régulièrement : gros et surtout petits poissons, fruits de mer, algues. Privilégiez les œufs de poules élevées en plein air ou nourries aux graines de lin, et la viande blanche, sans en abuser. La consommation de viande rouge et de charcuterie reste exceptionnelle.
- Consommez des produits laitiers en quantité modérée, plutôt sous forme de fromages frais et de yaourts. Privilégiez les produits laitiers à base de lait de chèvre ou de lait de brebis.
- Agrémentez vos plats d'épices, d'aromates et d'herbes, riches en antioxydants.
- Limitez les produits sucrés, et les produits industriels ultra-transformés.

ATTENTION AUX PESTICIDES ET AUTRES POLLUANTS

Des recherches scientifiques montrent que certaines substances toxiques présentes dans les aliments ou les emballages alimentaires, comme les pesticides[7], le mercure et les phtalates (que l'on retrouve dans certains plastiques) peuvent également affecter le sommeil. Attention donc aux produits que vous choisissez. Évitez dans la mesure du possible les emballages en plastique, et préférez les produits issus de la filière bio.

LES RÈGLES D'OR POUR FAVORISER LA SYNTHÈSE DE MÉLATONINE LE SOIR

Si bien manger tout au long de la journée est important, il existe aussi quelques aliments spécifiques à consommer le soir pour bien se préparer au sommeil. L'objectif principal est de stimuler la synthèse de la mélatonine – l'hormone qui joue un rôle clé dans l'endormissement et la qualité du sommeil. D'où l'importance de la mise en place, au dîner, de stratégies nutritionnelles visant à stimuler la voie de conversion « tryptophane > sérotonine > mélatonine ».

La mélatonine est souvent considérée comme le principal modulateur hormonal du cycle veille/sommeil. Libérée par la glande pinéale (située dans le cerveau) en réponse à l'obscurité, elle agit comme un signal : son niveau, faible dans la journée, commence à augmenter le soir pour favoriser l'endormissement. La sérotonine, elle, n'est pas une hormone, mais un neurotransmetteur responsable de la biosynthèse de la mélatonine. Elle a longtemps été considérée comme le principal neurotransmetteur du sommeil, mais aujourd'hui on sait que son rôle dans le cycle veille/sommeil est plus complexe.

L'IMPORTANCE DU TRYPTOPHANE

Le tryptophane est un acide aminé présent dans quasiment tous les aliments riches en protéines (d'origine animale ou végétale). C'est un acide aminé dit essentiel, car l'organisme ne sait pas le fabriquer. Le tryptophane est converti en sérotonine, laquelle sert à son tour à la production de mélatonine. Les aliments les plus riches en tryptophane sont :

- la viande et en particulier la volaille (poulet et dinde) ;
- le lait et les produits laitiers (fromage, yaourts) ;
- les œufs ;
- le poisson et les fruits de mer ;
- certaines céréales et légumineuses (avoine, soja, maïs, seigle, riz, quinoa, lentilles, haricots, etc.) ;
- les fruits à coques (noix, amandes et noisettes) et les graines de courge ;
- les bananes ;
- le chocolat (attention cependant à sa teneur en caféine).

Mais il ne suffit pas de manger une grosse assiette de protéines pour bien dormir. Au contraire même, puisque les protéines favorisent plutôt l'éveil et sont recommandées au petit-déjeuner pour bien démarrer votre journée !

Il y a donc une petite subtilité à connaître. En effet, les aliments cités ci-dessus ne contiennent pas seulement du tryptophane, mais également de nombreux autres acides aminés. Pour que la sérotonine puisse être synthétisée, la concentration en tryptophane au niveau de la barrière hémato-encéphalique* doit être plus élevée que celle des autres acides aminés. D'où l'importance de manger des protéines en petite quantité, et surtout de bien les choisir. Ainsi, un repas trop riche en protéines animales (viande ou poisson) et en œufs diminue les concentrations cérébrales en tryptophane et, à l'inverse, augmente la concentration en tyrosine, un acide aminé indispensable à la synthèse de l'adrénaline et de la dopamine, les neurotransmetteurs de l'éveil[8]. Les protéines, notamment d'origine animale, peuvent être également difficiles à digérer, ce qui peut perturber le sommeil. Le soir venu, il est opportun de privilégier les protéines d'origine végétale.

---

* Barrière qui protège le cerveau des agents pathogènes, toxines et hormones circulant dans le sang.

Des stratégies complémentaires peuvent être également intéressantes pour faciliter l'entrée du tryptophane dans le cerveau. Grâce à l'insuline, la consommation de glucides va favoriser l'entrée des autres acides aminés qui sont en compétition avec le tryptophane dans les muscles. Ainsi, la voie est libre pour le tryptophane, qui peut passer dans le cerveau et lancer la cascade d'événements nécessaires à la synthèse de la mélatonine. L'entrée du tryptophane dans le cerveau est un processus complexe et il est inutile d'en connaître tous les tenants et les aboutissants.

Retenez simplement que pour favoriser un bon sommeil un dîner doit idéalement être composé de glucides et de protéines sources de tryptophane. Il peut même être intéressant d'associer glucides et tryptophane au cours d'une petite collation en fin d'après-midi : un yaourt, avec un peu de muesli, des graines de courge, un carré de chocolat noir et le tour est joué !

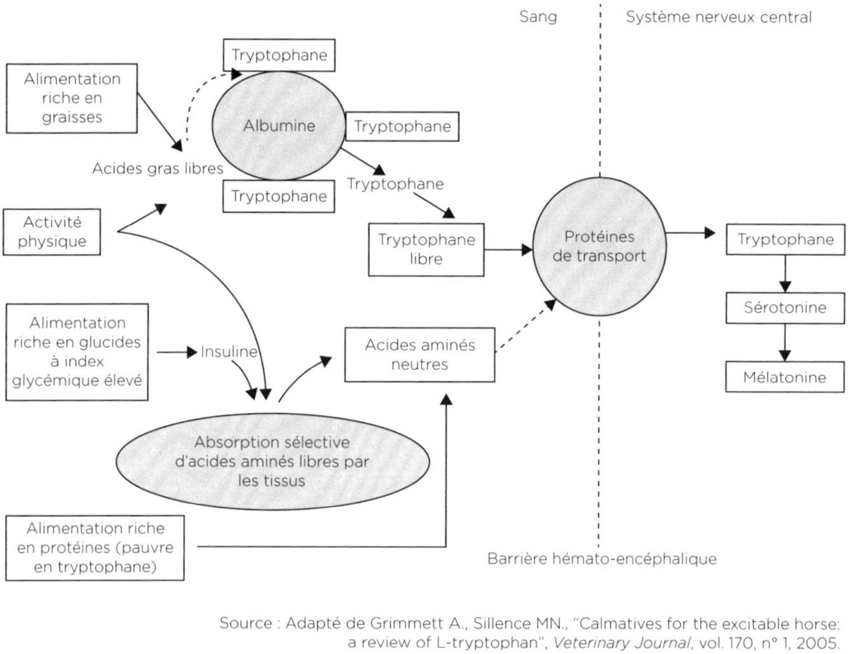

Source : Adapté de Grimmett A., Sillence MN., "Calmatives for the excitable horse: a review of L-tryptophan", *Veterinary Journal*, vol. 170, n° 1, 2005.

Effets de l'alimentation sur l'absorption du tryptophane et le système nerveux central

La consommation d'alpha-lactalbumine permet également d'augmenter l'absorption du tryptophane dans le cerveau. L'alpha-lactalbumine est un composant présent dans le lactosérum, une protéine du lait. Une équipe de chercheurs a ainsi démontré[9] que l'ingestion de protéines de lait avant le coucher a des effets positifs sur le ratio entre le tryptophane libre et les autres acides aminés circulants. En pratique, ils ont aussi constaté une réduction de l'état de somnolence et une plus grande performance cognitive dans la matinée qui suit. Le lait contient par ailleurs de la mélatonine, produite par l'animal en fonction des heures de la journée, d'où une plus grande teneur dans le lait issu d'une traite de nuit par rapport à celui issu d'une traite de jour[10].

Dans certaines disciplines telles que le cyclisme, où les coureurs doivent enchaîner des étapes quotidiennes lors de célèbres compétitions (le Tour d'Italie, de France, d'Espagne), il est d'usage de consommer une portion de protéines juste avant d'aller au lit afin de favoriser la qualité de sommeil, certes, mais surtout l'anabolisme musculaire au cours de la nuit. Une étude[11] a en effet démontré que l'ingestion d'une boisson contenant 40 grammes de protéines (caséine) avant d'aller au lit augmentait les taux de synthèse protéique musculaire au cours de la nuit de 22 % comparativement à la prise d'une boisson placebo sans protéine.

Enfin, il est également important de souligner qu'une fois dans le cerveau la sérotonine est ensuite convertie en mélatonine par deux réactions enzymatiques qui nécessitent des vitamines B5 et B6 et du magnésium comme cofacteurs. D'où l'importance d'en apporter via son alimentation.

- **Les principales sources de vitamine B5 :** levure de bière, abats, jaune d'œuf, céréales complètes, lentilles, avocat, cacahuètes, noix de cajou...
- **Les principales sources de vitamine B6 :** abats, viandes, poissons, légumineuses, graines, légumes verts, champignons, bananes, œufs...
- **Les principales sources de magnésium :** cacao, poissons gras, noix et graines, fruits de mer, céréales complètes, légumineuses, légumes verts...

DES GLUCIDES À INDEX GLYCÉMIQUE ÉLEVÉ

Comme nous venons de le voir, la consommation de glucides le soir crée un environnement hormonal propice à l'entrée du tryptophane dans le cerveau, favorisant ainsi la synthèse de la sérotonine. Plusieurs études montrent l'intérêt de consommer des aliments à index glycémique (IG) élevé, le soir, pour favoriser le sommeil.

L'IG mesure l'impact des glucides contenus dans l'aliment sur la glycémie, c'est-à-dire le taux de glucose (sucre) dans le sang, sur une échelle allant de 0 à 100 – 100 représentant l'IG du glucose pur. Les aliments à IG élevé provoquent une augmentation et une diminution rapides de la glycémie permises par un pic de sécrétion d'insuline, qui est l'hormone destinée à faire entrer le sucre dans les cellules. Les aliments à IG bas entraînent une augmentation et une diminution plus faibles de la glycémie et prolongées dans le temps. C'est la raison pour laquelle, pour notre santé, il est préférable de consommer la majorité du temps des aliments à IG faible et non élevé. À titre d'exemple, l'IG des épinards est de 15, et celui des pâtes est compris entre 45 et 55. L'IG des pâtes blanches sera d'ailleurs plus élevé que celui des pâtes complètes.

De nombreuses études ont cherché à déterminer l'impact de l'IG du dîner sur la qualité du sommeil. Dans l'une d'elles, menée chez des hommes en bonne santé[12], les scientifiques ont ainsi proposé aux participants des repas à IG élevé pour les uns et à IG faible pour les autres, quatre heures ou une heure avant le sommeil. Résultat : le repas à IG élevé a significativement amélioré la latence d'endormissement par rapport au repas à IG faible. Il permet donc de s'endormir plus vite. Les chercheurs ont aussi constaté que le fait de prendre son dîner quatre heures avant le coucher permettait de s'endormir plus rapidement que de le prendre une heure avant d'aller se coucher. Une autre étude[13], menée sur près de 2000 Japonais (hommes et femmes), a montré que la consommation de riz (IG élevé) le soir au dîner est associée à une meilleure qualité du sommeil.

Notons toutefois que la notion d'IG est complexe. En effet, l'IG d'un aliment ne peut être envisagé isolément. La consommation concomitante d'autres aliments, notamment ceux riches en fibres et/ou en protéines, peut retarder ou accélérer l'absorption des glucides. La méthode de transformation ou de cuisson de l'aliment a aussi une influence sur l'IG. Plus vous cuisez longtemps vos pâtes ou votre riz, plus l'IG est élevé.

Mais attention, cela ne signifie pas qu'il faut abuser des aliments à IG élevé, car, de manière générale, s'ils sont consommés avec excès, ils sont associés à de nombreux problèmes de santé. La bonne idée, c'est de réserver ces aliments aux repas du soir, par exemple en prévoyant au dîner une portion de pâtes, de riz, de pommes de terre, etc.

ET LES ALIMENTS RICHES EN SÉROTONINE ET EN TRYPTOPHANE ?

La sérotonine et la mélatonine sont naturellement présentes dans certains aliments.

- Les fruits (en particulier les cerises acidulées de la variété Montmorency, les tomates, les framboises, les fraises...), les oléagineux (noix, noisettes, amandes...) ou encore le maïs, le riz ou le gingembre sont des aliments riches en mélatonine. De nombreuses recherches portent notamment sur les bénéfices des cerises acidulées sur le sommeil, car elles ont la particularité de contenir du tryptophane, de la sérotonine et de la mélatonine (voir ci-après).
- Certains fruits (ananas, bananes, kiwis, prunes, tomates...) et noix sont également de bonnes sources de sérotonine. Parmi tous ces fruits, l'intérêt des scientifiques se porte particulièrement sur le kiwi (voir page suivante).

Savez-vous pourquoi les sportifs d'élite du monde entier, des footballeurs de Ligue 1 aux basketteurs de la NBA, en passant par les cyclistes professionnels, intègrent régulièrement dans leur alimentation des produits à base de cerises de Montmorency ? Parce que cette variété de cerise acide, la plus cultivée aux États-Unis et généralement commercialisée sous forme de jus, de comprimés ou de poudre, a des propriétés reconnues sur le sommeil et la récupération.

Cette variété de cerise a en effet la particularité de contenir à la fois du tryptophane, de la sérotonine et de la mélatonine. D'où l'intérêt de nombreux scientifiques qui mènent des travaux sur les impacts de sa consommation sur le sommeil. Les études montrent que ce fruit aurait des effets bénéfiques sur le sommeil, notamment en réduisant la durée de l'endormissement et en favorisant un sommeil de qualité. C'est le cas en particulier chez les personnes les plus âgées, et celles qui ont des problèmes de sommeil. L'une de ces études[14], menée chez des individus de plus de 65 ans souffrant d'insomnies au moins trois nuits par semaine, a montré que la consommation de jus de cerise acidulée entre 8 et 10 heures le matin et de nouveau une à deux heures avant le coucher, tous les jours pendant deux semaines, a permis de réduire les symptômes de l'insomnie et le temps d'éveil nocturne. Cependant, aucune autre amélioration n'a été constatée dans les mesures du sommeil (durée, efficacité, latence) ou de la fatigue, de la dépression et de l'anxiété.

Une autre étude[15] menée auprès d'adultes de plus de 50 ans souffrant également d'insomnies plus de trois nuits par semaine a montré que la consommation quotidienne de 240 millilitres de jus de cerise acidulée a permis d'augmenter la durée totale du sommeil, mesurée par polysomnographie, et d'améliorer l'évaluation de la qualité du sommeil par les participants eux-mêmes. Une autre étude, elle, a montré qu'elle pouvait améliorer légèrement la durée et la qualité du sommeil[16]. Les chercheurs avancent également que ces cerises sont riches en substances phytochimiques antioxydantes et anti-inflammatoires qui peuvent influencer le sommeil par le biais de cytokines associées au cycle veille/sommeil.

Au-delà des effets sur le sommeil, ces cerises favoriseraient une meilleure récupération après une activité sportive intense. Les chercheurs des universités de Northumbria (à Newcastle, au Royaume-Uni) et St Mary's (au Canada), emmenés par le Pr Glyn Howatson, professeur de physiologie humaine et appliquée[17], ont suivi des athlètes de haut niveau qui ont utilisé des produits à base de cerises de Montmorency avant et pendant les Jeux olympiques de 2012, 2016 et 2021. Leur méta-analyse, qui compile les résultats de quatorze études, montre que ce petit fruit, consommé pressé ou déshydraté, a un effet significatif sur l'amélioration de la récupération, de la force musculaire et de la réduction des douleurs musculaires déclarées après l'exercice.

Après les cerises, et si la consommation de kiwis pouvait améliorer le sommeil des sportifs de haut niveau ? C'est ce que suggère une étude publiée en 2023 dans la revue *Nutrients*[18], qui a proposé à des athlètes de consommer deux kiwis par jour, une heure avant le coucher, chaque jour pendant quatre semaines. Les participants rapportent une amélioration notable de la qualité de leur sommeil, une augmentation de leur durée totale de sommeil et une réduction des réveils nocturnes et du stress. Mais les sportifs de haut niveau ne seraient pas les seuls à pouvoir bénéficier des bienfaits de ce fruit sur leur sommeil. En réalité, des travaux de recherches sont régulièrement menés sur ce sujet, car le kiwi est l'une des meilleures sources de sérotonine.

Il y a quelques années, la même expérience[19] a été menée (deux kiwis par jour, environ une heure avant le coucher, pendant quatre semaines) et on a constaté chez les participants que le temps total de sommeil et l'efficacité du sommeil, mesurés par actimétrie, avaient augmenté tandis que le temps d'endormissement avait diminué. Une autre étude[20], menée sur 74 étudiants souffrant d'insomnies chroniques, a, elle, comparé la consommation d'un kiwi et d'une poire (un fruit ne contenant pas de sérotonine), une heure avant le coucher, tous les soirs pendant quatre semaines. Résultat : les étudiants ayant mangé des kiwis ont noté une amélioration de la qualité de leur sommeil. Mais, attention, ces études ne prouvent pas que la consommation de sérotonine par le biais des aliments a un impact direct sur la synthèse de la mélatonine. «Par conséquent, conclut une méta-analyse[21], expliquer les effets positifs du kiwi sur le sommeil directement par sa teneur en sérotonine est discutable. Cependant, la sérotonine est métabolisée dans les organes périphériques et pourrait avoir des effets indirects sur le sommeil par le biais de ses métabolites ou des interactions entre l'intestin et le cerveau. Cela reste à déterminer.»

En guise de conclusion, je vous invite à miser sur une alimentation variée et équilibrée, qui sera bonne pour votre santé, et vous permettra de prendre soin de votre sommeil ! N'oubliez pas non plus de choisir des aliments qui vous font plaisir et facilitent une certaine forme de lâcher-prise propice au sommeil...

ALORS... QU'EST-CE QU'ON MANGE CE SOIR ?

Au menu, je vous propose une poignée de fruits secs en guise d'apéritif. Puis un poulet sauté aux noix de cajou avec du riz basmati dont vous trouverez aisément la recette sur Internet. Pourquoi ne pas l'accompagner de pain aux graines de courge ? Et en dessert, ce peut être un voire deux kiwis. Bon appétit... et bonne nuit !

LES MAUVAISES HABITUDES À OUBLIER

DÎNER TROP TARD

Si la composition du dîner est importante pour la qualité du sommeil, l'heure à laquelle on le prend l'est tout autant. De nombreux facteurs l'influencent, notamment les habitudes quotidiennes, souvent liées à l'organisation familiale, mais aussi à la culture du pays dans lequel on vit (ainsi, les Espagnols ont tendance à passer à table très tard, alors que les Scandinaves dînent tôt). Dans tous les cas, le plus important est de ne pas se coucher tout de suite après avoir mangé, car il faut laisser à l'organisme suffisamment de temps pour digérer. C'est important pour éviter les reflux gastriques qui peuvent perturber le sommeil. Par ailleurs, la digestion augmente la température de l'organisme. Or, pour faciliter l'initiation du sommeil et assurer un sommeil profond et stable, la température générale de l'organisme doit au contraire baisser, d'un demi-degré Celsius environ. D'où l'importance, également, de ne pas faire un repas trop lourd et trop copieux le soir – riche en glucides et lipides par exemple –, qui solliciterait excessivement la digestion.

PETIT-DÉJEUNER TÔT ET DÎNER TÔT : LA CLÉ POUR UNE BONNE SANTÉ CARDIOVASCULAIRE

En plus de favoriser le sommeil, le fait de prendre son dernier repas du soir tôt a des bénéfices avérés sur la santé. Une étude, menée par des chercheurs espagnols et français sur un panel de plus de 100 000 personnes pendant plus de sept ans et publiée en décembre 2023 dans la revue *Nature Communications*[22], a montré que, lorsque le moment du premier repas de la journée était retardé d'une heure, le risque de maladie cardiovasculaire augmentait de 6 %. Par exemple, une personne qui prend son petit-déjeuner à 9 heures pourrait avoir 6 % de risques en plus de développer une pathologie de ce type qu'une personne qui mange à 8 heures.

Les chercheurs ont également constaté que, lorsque le dernier repas de la journée est pris après 21 heures, le risque de maladie cérébrovasculaire (accident vasculaire cérébral ou accident ischémique transitoire) augmente de 8 % par heure (8 % à 21 heures, 16 % à 22 heures...). Les chercheurs ont aussi calculé que toute heure de jeûne nocturne supplémentaire (durée entre le dernier repas du soir et le premier repas de la matinée) entraîne une diminution de 7 % du risque de maladie cérébrovasculaire. Pour bénéficier des effets d'un jeûne nocturne de 13 heures par exemple, il vaudrait donc mieux prendre son premier repas de la journée vers 7 heures du matin, et son dernier repas vers 18 heures, plutôt que de commencer à manger à 11 heures et de s'arrêter à 22 heures. En d'autres termes, pour prolonger la durée du jeûne nocturne, mieux vaut avancer le repas du soir pour le prendre tôt, que repousser ou sauter le repas du matin.

Cette pratique est connue sous le nom de *early time-restricted feeding*, ou « alimentation limitée dans le temps à partir du matin ». L'idée est de combiner à la fois une durée du jeûne plutôt longue, avec une première prise plutôt précoce. Autrement dit, commencer tôt et finir tôt.

MANGER TROP GRAS

Le soir, il est important de ne pas manger trop gras afin de ne pas trop solliciter le travail de digestion. Il a en effet été démontré qu'un régime trop gras modifie la sensibilité de l'organisme à une hormone appelée orexine ou hypocrétine, qui stimule l'éveil et participe à l'envie de manger. En d'autres termes, plus vous mangez gras le soir, plus vous avez envie de continuer à manger, et moins vous avez envie de dormir. Parmi les aliments à éviter en priorité, figurent les aliments riches en graisses saturées comme les charcuteries, les viandes grasses, les fromages, mais aussi un grand nombre de plats industriels ultra-transformés (pizzas, hamburgers, etc.).

De manière générale, il est d'ailleurs recommandé d'éviter ces aliments au maximum dans son alimentation quotidienne, que ce soit au dîner ou lors des autres repas de la journée. Ainsi, une étude[23] a montré qu'il suffit d'une seule journée avec des repas riches en graisses saturées pour fragiliser le sommeil.

BOIRE TROP (D'EAU) LE SOIR

C'est un effet bien connu de l'hydratation tardive. Si vous buvez beaucoup d'eau (ou de tisane) juste avant de dormir, vous aurez immanquablement envie de vous lever la nuit, peu après le coucher, afin d'aller uriner. Cette problématique est d'ailleurs très fréquente chez les sportifs, qui doivent compenser les pertes hydriques provoquées par la sudation lors de l'entraînement ou de la compétition. D'où l'importance de s'hydrater correctement tout au long de la journée, et de privilégier des boissons riches en minéraux à l'issue de l'exercice et en soirée. La rétention par l'organisme d'eaux riches en minéraux sera supérieure à celle d'eaux faiblement minéralisées : la réhydratation sera plus effective et peut limiter l'envie d'aller aux toilettes au cours de la nuit.

Malgré tout, certaines boissons ont des vertus avérées sur le sommeil. C'est le cas des tisanes, qui peuvent être une bonne solution pour favoriser l'endormissement (à condition de ne pas les boire trop tard le soir), et cela pour plusieurs raisons. D'abord parce qu'elles créent un rituel, que le cerveau interprète comme un signe que l'heure du coucher est proche. Ensuite, elles permettent de bénéficier des effets reconnus de certaines plantes, qui ont une action relaxante (comme la valériane, voir l'encadré ci-après). Enfin, plus étonnant, la consommation d'une boisson chaude permet de... rafraîchir l'organisme, ce qui est un préalable essentiel au sommeil. Cela s'explique par un mécanisme de thermorégulation : la boisson chaude stimule la sudation qui, à son tour, fait baisser la température interne.

Notez que le verre de lait chaud légèrement sucré, un remède de grand-mère bien connu pour ses effets sur l'endormissement, permet lui aussi de rassembler toutes les conditions nécessaires à un bon sommeil : il apporte des glucides (lait + sucre), du tryptophane (lait), et les bienfaits de la boisson chaude. Dans une étude[24], des patients hospitalisés pour syndrome coronarien aigu rapportent ainsi une amélioration de la qualité de leur sommeil après la consommation, deux fois par jour pendant trois jours, d'une boisson au lait et au miel composée de 150 millilitres de lait écrémé et de 30 grammes de miel. Une autre étude[25] a montré que la consommation de lait fermenté, à raison de 100 grammes par jour pendant trois semaines, améliorait l'efficacité du sommeil et le nombre de réveils chez des personnes âgées en bonne santé. Le lait serait donc bien une bonne option pour aider à s'endormir et à améliorer la qualité de son sommeil, mais des études plus poussées restent nécessaires pour éclaircir ce lien.

LA VALÉRIANE, UNE PLANTE SÉDATIVE AUX BIENFAITS AVÉRÉS

La valériane (*Valeriana officinalis*) est une plante couramment utilisée pour favoriser le sommeil, et cela depuis l'Antiquité. Plusieurs médecins grecs, comme Hippocrate ou Galien, la mentionnent d'ailleurs pour traiter les troubles du sommeil. Aujourd'hui, on la retrouve dans un grand nombre de compléments alimentaires à visée sédative.

Cette plante a la particularité de pouvoir réguler l'excitabilité du système nerveux, ce qui induit un effet calmant. Elle est d'ailleurs prisée pour son action anti-anxiété et anti-palpitations. Une méta-analyse[26] a ainsi montré que sa consommation permet une amélioration subjective de la qualité du sommeil. L'Organisation mondiale de la santé (OMS) considère la valériane comme « un sédatif léger capable de favoriser le sommeil », surtout lorsque les insomnies sont liées à l'anxiété. La valériane semble faciliter l'endormissement, mais ses effets ne sont pas immédiats, précise le Vidal[27] : « Une dose unique de valériane reste sans effet et ce n'est qu'après deux à quatre semaines d'utilisation que les effets bénéfiques se font sentir. » Cela pourrait aussi être en partie lié au fait que la consommation de la tisane s'inscrit au fil du temps dans un rituel propice à l'endormissement.

En tisane, cette plante s'utilise à raison de 2 à 3 grammes de poudre par tasse d'eau bouillante (soit une cuillère à café). Il est recommandé d'en boire deux à trois tasses par jour, dont une dans l'heure qui précède le coucher.

Sachez toutefois que cette plante présente également des effets secondaires tels que la somnolence (attention si vous prenez le volant), les maux de tête, les nausées, les maux de ventre et les vertiges. Il existe aussi des cas de réactions allergiques. Par mesure de précaution, cette plante est également contre-indiquée en cas de troubles du foie.

Selon certaines études, précise le Vidal, « l'usage prolongé (plus de six semaines d'affilée) de la valériane pourrait provoquer des insomnies. L'arrêt brutal du traitement peut alors entraîner un syndrome de manque : palpitations, agitation, délire. Un surdosage ponctuel de valériane est généralement sans conséquence. »

BOIRE DE L'ALCOOL AVANT DE DORMIR

Contrairement aux idées reçues, l'alcool n'est pas bénéfique pour le sommeil, même si vous avez l'impression, après avoir bu un petit verre, de vous être endormi plus rapidement, et de vous être réveillé plus tard le matin ! En réalité, l'alcool est un faux ami du sommeil qui agit en deux temps.

Certes, quand on le consomme en petite quantité entre 30 et 60 minutes avant d'aller se coucher, il peut réduire le temps d'endormissement, car il provoque une diminution du tonus musculaire (mais notez bien que cet effet de l'alcool sur l'endormissement ne fonctionne pas pour tout le monde). Le problème est qu'en seconde partie de nuit il provoque aussi ce que l'on appelle un « effet rebond », avec des réveils fréquents, et une grande agitation (rêves et cauchemars), ce qui réduit la durée des phases de sommeil lent profond au cours desquelles s'opère principalement la récupération de l'organisme.

Une étude[28] a d'ailleurs montré que la consommation d'alcool sous forme de « vodka jus d'orange » à l'issue d'un exercice excentrique* inducteur de dommages musculaires ralentit la vitesse de cicatrisation des fibres musculaires jusqu'à deux jours et demi après l'exercice, comparativement à l'ingestion d'un simple jus d'orange. Si vous souhaitez enchaîner les séances d'entraînement efficaces, il n'y a pas photo ! D'autre part, la consommation d'alcool en soirée limite aussi le temps passé en sommeil paradoxal et a un effet inhibiteur sur la sécrétion de testostérone.

Autre phénomène : deux heures après l'ingestion environ, l'organisme va se mettre à éliminer l'alcool, perçu comme une toxine, en l'évacuant via les reins et donc la vessie. Alors que vous vous étiez endormi, vous êtes donc réveillé par une envie irrépressible d'aller uriner. D'autant que l'alcool inhibe la vasopressine, qui est une hormone antidiurétique (elle diminue la sécrétion d'urine).

De plus, l'alcool augmente le risque de ronflement et de troubles respiratoires, qui vont impacter la qualité du sommeil et provoquer eux aussi des réveils. Sa consommation provoque également une élévation de la fréquence cardiaque et respiratoire, des désordres intestinaux et des maux de tête, qui

* Exercice fondé sur une contraction du muscle avec allongement, par opposition à concentrique et isométrique.

peuvent tous avoir un impact sur la qualité du sommeil. Sans oublier le réveil très difficile du lendemain – la fameuse « gueule de bois » ! De plus, si on prend l'habitude de boire un petit verre d'alcool le soir pour s'endormir, un phénomène d'accoutumance se crée et, petit à petit, il faudra augmenter les doses pour obtenir le même résultat. Conclusion : pour bien dormir, mieux vaut éviter de boire !

Soulignons par ailleurs que le mélange alcool et somnifères peut se révéler très dangereux, car il augmente le risque de parasomnies : problèmes de respiration (apnées du sommeil), insomnies, terreurs nocturnes, somnambulisme... Cela peut aller jusqu'à des comportements anormaux dont on n'a plus aucun souvenir au réveil.

BOIRE TROP DE CAFÉ, ET TROP TARD DANS LA JOURNÉE

La caféine est très appréciée, car elle booste les performances à la fois physiques et intellectuelles, et peut même retarder l'effet de fatigue, ce qui est bien pratique quand on a mal dormi. Mais, attention, elle peut aussi devenir l'un des principaux ennemis du sommeil. Notez que la caféine n'est pas seulement présente dans le café, on la trouve également dans le thé (sous forme de théine), certains sodas, les boissons énergisantes ou encore le chocolat.

QUELLE QUANTITÉ DE CAFÉINE DANS...

- Une tasse de café filtre (200 ml) = 90 mg
- Un expresso (60 ml) = 80 mg
- Une canette standard de boisson énergisante (250 ml) = 80 mg
- Une tasse de thé noir (220 ml) = 50 mg
- Une canette de cola (355 ml) = 40 mg
- Une barre de chocolat noir (50 g) = 25 mg
- Une barre de chocolat au lait (50 g) = 10 mg

Les chiffres sont approximatifs étant donné que le contenu en caféine et la taille des portions varient entre pays[29].

Les effets bénéfiques de la caféine sur les performances ne sont plus à démontrer. Dans le milieu sportif, elle est même utilisée comme supplément pour augmenter la concentration et la vigilance, raccourcir le temps de réaction et retarder la sensation de fatigue. Différentes études ont montré ses effets bénéfiques sur les performances sportives. Ainsi, selon une étude américaine[30], une consommation de 3 à 7 milligrammes de caféine par kilogramme de poids corporel augmenterait l'endurance de 24 % (à titre d'information, une tasse de café contient en moyenne entre 80 et 150 milligrammes de caféine). Rappelons au passage que l'Autorité européenne de sécurité des aliments (ou European Food Safety Authority, EFSA) recommande de ne pas dépasser 400 milligrammes de caféine par jour. Une autre étude[31] avance, elle, qu'une consommation de 3 à 6 milligrammes de caféine par kilogramme de poids corporel permet d'améliorer les performances sportives chez les athlètes entraînés. Le dosage optimal exact pour obtenir ces effets bénéfiques varie en fonction de prédispositions génétiques (nous ne ressentons pas tous de la même façon les effets de la caféine), mais aussi de la consommation habituelle de caféine (une personne qui en consomme rarement aura besoin d'une dose plus faible qu'une personne qui en consomme régulièrement).

CAFÉINE + SOMNIFÈRES : LA MÉSAVENTURE DES ANGLAIS EN POLOGNE

En 2012, l'équipe de football d'Angleterre s'est rendue en Pologne afin de disputer un match de qualification pour la Coupe du monde. La prise de caféine étant monnaie courante avant les matchs, les joueurs anglais en ont consommé, pour certains en grande quantité, avant la rencontre... qui a finalement été reportée du mardi soir au mercredi après-midi pour cause de pluies torrentielles rendant le terrain impraticable. De retour à l'hôtel, plusieurs joueurs, ne trouvant pas le sommeil, ont pris des somnifères afin de contrecarrer l'effet des comprimés de caféine d'avant-match. Le résultat nul (1-1) du lendemain, synonyme de contre-performance pour les Anglais, a déclenché l'ire de la presse britannique qui a vu dans cette association hasardeuse de caféine puis de somnifères l'une des raisons de leur piètre prestation.

Dans certains sports, le cyclisme par exemple, les dosages en caféine sont calculés précisément pour chaque athlète, les coureurs en consommant avant le départ puis au cours de l'épreuve, sous forme de café, de gélules, de gels, de chewing-gums, de sprays, etc. Une périodisation de l'utilisation de la caféine peut être recommandée, par exemple à l'approche d'une compétition majeure.

Si la caféine présente des avantages certains, attention toutefois à ses effets négatifs. En effet, le café est un diurétique, c'est-à-dire qu'il augmente la production d'urine par l'organisme, ce qui pourrait susciter un risque de déshydratation. Cette substance est également addictive, et elle crée une accoutumance. En cas de consommation quotidienne élevée, vous risquez de devoir augmenter progressivement les doses pour obtenir le même effet.

Par ailleurs, consommée en excès, elle peut provoquer des effets indésirables : tremblements, palpitations, anxiété, irritabilité, étourdissements, troubles intestinaux... mais aussi insomnies. D'où l'importance de ne pas en boire trop, ni trop tard dans la journée. Car il est important de savoir que la caféine a une «demi-vie» de 6 heures. La demi-vie est le temps mis par une substance pour perdre la moitié de son activité pharmacologique ou physiologique au sein de l'organisme. Autrement dit, la caféine reste dans votre organisme bien plus longtemps que vous ne pourriez l'imaginer ! Ainsi, entre dix et douze heures après l'ingestion de votre café, le quart de la caféine consommée est encore présent dans votre organisme...

De nombreuses études ont été menées sur les impacts de la caféine sur le sommeil. L'une d'elles[32] a par exemple montré que la caféine consommée même 6 heures avant le coucher peut rendre l'endormissement difficile, car elle bloque l'adénosine, cette fameuse hormone qui favorise la somnolence (voir p. 63). Une autre[33] avance que l'ingestion d'une à deux tasses de café dans les deux heures qui précèdent le coucher peut augmenter la latence d'endormissement, réduire le temps de sommeil profond ainsi que le temps de sommeil total.

Je suis régulièrement interpellé par des personnes qui sont convaincues de pouvoir terminer leur dîner par une tasse de café et dormir ensuite comme des bébés. Or, comme nous venons de le préciser, la caféine continue de circuler dans l'organisme plusieurs heures après l'ingestion et favorise un certain éveil cognitif. En d'autres termes, ces personnes peuvent être convaincues de bien dormir malgré le café, mais leur sommeil n'est probablement pas aussi profond et récupérateur qu'il le serait sans cette petite tasse consommée à la fin du dîner... Une autre étude[34] confirme que la consommation de caféine perturbe la sécrétion de la mélatonine. Mais il semble que ces effets soient plus perceptibles chez les personnes qui consomment habituellement peu de caféine[35].

Dans tous les cas, la meilleure stratégie à adopter est de stopper la consommation de café suffisamment tôt et surtout de s'écouter. Je recommande de consommer le dernier café de la journée avant 14 heures. Pour certaines personnes, en particulier les chronotypes du matin, cette consommation devrait être stoppée plus tôt, vers midi. Aussi, il peut également être utile d'envisager sa consommation de caféine d'une autre manière, c'est-à-dire en la réservant, comme les sportifs de haut niveau, aux moments où vous en avez le plus besoin, ces moments qui requièrent une concentration et une attention maximale.

UNE BOISSON ÉNERGISANTE PAR MOIS SUFFIT POUR MAL DORMIR !

Sommeil et boissons énergisantes ne font pas bon ménage. Dans une étude menée chez plus de 53 000 étudiants norvégiens de 18 à 35 ans et publiée début 2024[36], les chercheurs ont établi une association entre la fréquence de consommation de boissons énergisantes et les troubles du sommeil. En clair, les personnes qui boivent des boissons énergisantes dorment globalement moins bien que les autres.

Les chercheurs montrent également qu'il suffit de consommer une seule boisson énergisante par mois pour constater des effets néfastes sur le sommeil. Conclusion, expliquent les chercheurs : « La consommation de boissons énergisantes est un facteur déterminant de perturbation du sommeil. » Mais ils reconnaissent tout de même qu'il s'agit d'une étude observationnelle, et donc que la relation entre le sommeil et les boissons énergisantes peut aussi être interprétée dans l'autre sens. Autrement dit, les personnes boivent aussi peut-être plus de boissons énergisantes *parce qu'*elles dorment mal et qu'elles ressentent le besoin de caféine pour tenir leur journée. C'est mettre le doigt dans l'engrenage d'un cercle vicieux...

À RETENIR ! 6 RÈGLES D'OR À ADOPTER À TABLE POUR BIEN DORMIR

1. Le soir, mangez deux à trois heures avant d'aller vous coucher. Si ce n'est pas possible, par exemple parce que vous avez entraînement ou que vous rentrez tard de votre travail, réduisez votre apport calorique lors du dernier repas.
2. Dînez léger, évitez les repas trop lourds et copieux, riches en glucides et lipides.
3. Incluez dans votre dîner une source raisonnable de glucides (féculents) ainsi que des aliments riches en tryptophane (voir p. 70).
4. Limitez la consommation d'excitants : le café bien sûr, mais aussi toutes les autres sources de caféine, comme les boissons énergisantes, le thé ou le chocolat.
5. Ne consommez pas d'alcool le soir.
6. Mangez équilibré tout au long de la journée, en évitant les excès de graisses saturées et de sucres rapides. Et sachez vous faire plaisir ! Le moment du dîner est aussi une source de satisfaction, préalable à une bonne soirée, puis à un endormissement serein...

CHAPITRE 5

CRÉER UN ENVIRONNEMENT FAVORABLE AU SOMMEIL

Dans le milieu du sport, tout comme dans la population générale, l'importance de l'environnement de sommeil est assez peu connue et documentée. Or, c'est une problématique à laquelle nous sommes tous confrontés : qui n'a jamais éprouvé de difficultés à s'endormir hors de chez lui ? Quand il y a du bruit chez les voisins ? Ou quand il fait trop chaud ?

Dans le milieu du sport de haut niveau, c'est aussi une difficulté bien réelle que les entraîneurs doivent prendre en compte. Les sportifs qui font des compétitions dans toute la France et à l'étranger doivent en effet changer régulièrement d'environnement de sommeil (lieu, literie...) et supporter des conditions pas toujours propices au sommeil (en termes de température, de bruit, d'obscurité, de cohabitation avec d'autres sportifs...). Certains athlètes que j'accompagne passent jusqu'à 150 jours – et nuits – par an hors de chez eux pour des stages d'entraînement, des compétitions ou encore des mises au vert. Ils doivent donc s'ajuster très régulièrement à un nouvel environnement de sommeil.

Les chercheurs commencent à s'intéresser de plus en plus à ce facteur, que ce soit dans la population générale ou dans le milieu sportif. D'ailleurs, dans un consensus du Comité international olympique sur la santé mentale des sportifs de haut niveau, publié en 2019, il a été rapporté que les futurs villages olympiques devraient être conçus pour assurer un environnement favorable à une bonne qualité du sommeil[1].

En pratique, les sportifs disposent d'astuces efficaces pour bénéficier malgré tout d'un bon sommeil. Découvrons ensemble les stratégies que vous pouvez vous aussi mettre en place au quotidien pour prendre soin de votre environnement de sommeil.

LE *FIRST NIGHT EFFECT*, OU L'IMPORTANCE D'UN ENVIRONNEMENT FAMILIER

Vous en avez déjà sûrement fait l'expérience, lorsque vous passez la nuit dans un nouvel endroit (à l'hôtel, chez des amis, dans une location de vacances, etc.), vous dormez généralement mal, en tout cas moins bien que chez vous. Vous vous réveillez plusieurs fois dans la nuit, et le matin vous avez l'impression d'avoir peu dormi. Ce n'est pas qu'une impression ! Les scientifiques disposent même d'une expression pour qualifier ce phénomène, qui a été décrit pour la première fois dans les années 1960 : le *first night effect*, ou « effet première nuit ».

Ce phénomène a initialement été observé chez des personnes passant la nuit en centre du sommeil pour des examens approfondis. Ainsi, selon une démarche scientifique rigoureuse, il est d'usage de ne pas considérer la première nuit passée par un sujet dans une chambre expérimentale dans le cadre d'une étude scientifique. Les outils de polysomnographie ont cependant évolué au cours du temps, ils sont de plus en plus pratiques et minimalistes et permettent aujourd'hui aux participants de dormir chez eux, dans leur environnement familier. Les Japonais ont un dicton consacré à ce phénomène : « changez d'oreiller et vous ne dormirez plus », comme l'écrit l'une des chercheuses d'une étude[2] qui a tenté de savoir ce qui se passait dans notre cerveau lors de cette fameuse première nuit dans un environnement différent. Elle et ses collègues ont ainsi étudié le sommeil de 35 volontaires jeunes et en bonne santé avec des techniques de neuro-imagerie et de polysomnographie, et testé leur niveau de vigilance au moyen de stimulations sonores.

Les chercheurs ont constaté que, lors de la première nuit hors de l'environnement habituel de sommeil, les participants subissent une augmentation du temps d'endormissement et des micro-réveils, ainsi qu'une diminution de la durée du sommeil paradoxal, et donc globalement un sommeil plus fragmenté. Ils ont également noté une activité particulière dans l'hémisphère gauche, qui est absente la deuxième nuit. Les chercheurs expliquent cela par le fait que, lors de cette première nuit, notre cerveau n'est qu'à moitié en état de sommeil. En effet, un hémisphère cérébral dort profondément, alors que l'autre reste en état de vigilance, ce qui explique pourquoi nous nous réveillons au moindre stimulus. À partir de la deuxième nuit, le niveau de vigilance est en quelque sorte diminué, notre cerveau ayant déjà fait une fois l'expérience de ce nouvel environnement. Les choses peuvent rentrer dans l'ordre, ce qui permet à nos deux hémisphères de se mettre en état de sommeil.

Les chercheurs expliquent que ce phénomène est en réalité un mécanisme de défense hérité de notre évolution. Il nous permet de nous protéger dans un environnement non familier, et donc potentiellement dangereux. En détectant le moindre signal inhabituel, nous nous réveillons et sommes donc capables de réagir au mieux face à la menace. Ce mécanisme existe d'ailleurs également chez certains oiseaux et mammifères marins, comme les baleines et les dauphins, qui ne mettent en dormance qu'un hémisphère à la fois, en alternance, afin de pouvoir continuer à remonter à la surface de temps en temps pour respirer. Chez nous humains, c'est donc une question de survie même si, en réalité, de nos jours, ce mécanisme de défense n'a plus lieu d'être. Notre mode de vie a évolué bien plus rapidement que notre patrimoine génétique.

En pratique, il existe quelques astuces pour favoriser un sommeil de qualité, même dans un nouvel endroit.

- En journée, sortez prendre la lumière, afin de bien régler votre horloge biologique et réalisez une activité physique afin de favoriser une saine pression de sommeil. Et le soir, évitez les écrans et misez sur les lumières tamisées pour ne pas perturber la sécrétion de mélatonine.
- Apportez un objet de chez vous. L'objectif est de tromper votre cerveau afin de lui faire croire que vous dormez à la maison. Pour les enfants, le doudou peut jouer ce rôle. Pour les adultes, d'autres solutions sont possibles : oreiller (ou taie d'oreiller), petite couverture, parfum d'ambiance, affiche au-dessus de votre lit, photo sur la table de chevet... Ce peut aussi être votre pyjama préféré, vous savez celui avec lequel vous dormez toujours bien !
- Pensez également à conserver le rituel que vous avez mis en place à la maison (tisane, lecture, musique douce, méditation...), afin de rassurer

votre cerveau. De même, respectez vos horaires de coucher (et de lever) habituels.

- Assurez-vous d'éliminer tous les nouveaux bruits qui pourraient vous réveiller (tic-tac d'un réveil ou d'une horloge, bips intempestifs d'un appareil électronique…). L'utilisation de bouchons d'oreille peut être une solution temporaire très efficace pour éliminer tous ces nouveaux sons que vous ne connaissez pas et qui seraient donc d'autant plus susceptibles de vous réveiller (voir aussi p. 97).
- Pensez à fermer les volets et les rideaux pour réduire au maximum la lumière. Éteignez les appareils électroniques qui émettent une lumière. En déplacement, je vous suggère d'emporter avec vous une pince afin de pouvoir joindre les rideaux et éventuellement un scotch pour pouvoir calfeutrer les diverses veilleuses des appareils électroniques. L'utilisation d'un masque pour les yeux peut aussi se révéler utile (voir p. 94).
- Bannissez la consommation d'alcool et de caféine. La moitié de votre cerveau est déjà en état de vigilance supérieur, inutile d'ajouter une source d'excitation !

POURQUOI IL VAUT MIEUX DORMIR DANS LE NOIR COMPLET

Vous avez l'habitude de dormir les volets ou les rideaux grands ouverts, avec un réveille-matin très lumineux, voire avec une veilleuse, comme les enfants, ou des appareils électroniques en veille (et leur fameux point lumineux) ? Mauvaise idée !

Pour bien dormir, nous avons besoin du noir complet. La lumière est en effet le synchroniseur numéro 1 de notre horloge biologique, et nous avons besoin de l'obscurité pour produire la mélatonine, et glisser vers un sommeil serein et continu. À l'inverse, le matin, au réveil, s'exposer le plus rapidement possible à la lumière naturelle permet de dissiper plus rapidement l'inertie de sommeil et de synchroniser notre horloge biologique. Une fois que vous avez posé le pied à terre, votre premier réflexe sera donc d'aller ouvrir les rideaux et/ou les volets.

Si toutefois la mise en action est particulièrement difficile pour vous chaque matin – c'est en particulier le cas pour les chronotypes nettement du soir –, une solution peut être de faire l'acquisition d'un simulateur d'aube. Le principe : une montée progressive de l'intensité lumineuse, de 0 à 300 lux, au cours des 30 minutes qui précèdent l'heure à laquelle vous avez réglé votre réveil. Même si vos paupières sont closes, votre cerveau continue de percevoir la lumière et cette simulation d'aube assure un réveil en douceur.

Une étude[3] menée avec des sportifs spécialistes d'endurance a montré que cette stratégie permet d'améliorer le niveau de vigilance au réveil, la qualité perçue de la nuit de sommeil, la résolution de problèmes et le temps de réaction, ainsi que la performance physique. C'est un outil particulièrement adapté aux sportifs qui doivent s'entraîner tôt le matin, les nageurs ou les triathlètes par exemple. Ce fut aussi particulièrement utile aux marcheurs et aux marathoniens pendant les Jeux olympiques à Tokyo en 2021, le départ du 50 kilomètres marche ayant été donné à 5 h 30 et celui du marathon à 7 heures, et ce pour éviter les heures les plus chaudes de la journée nippone.

CONNAISSEZ-VOUS LE SIMULATEUR D'AUBE ?

Certains d'entre vous ne jurent que par un réveil « naturel » avec les premiers rayons du soleil. Comme nous l'avons mentionné précédemment, il est fortement recommandé de dormir dans une chambre la plus obscure possible afin d'être en mesure de profiter d'un temps de sommeil suffisant. Il serait en effet dommage de rogner de plusieurs dizaines de minutes sur votre temps de sommeil à cause du lever matinal du soleil, en particulier l'été. Mais il est possible de bénéficier de l'effet favorable de l'aube sur la dissipation de l'inertie de sommeil en faisant le choix d'un simulateur d'aube.

Le principe : une source de lumière dont l'intensité croît progressivement – de 0,001 à 300 lux – au cours des 30 minutes qui précèdent l'heure à laquelle vous avez programmé votre réveil. Une étude[4] a montré l'intérêt de cette stratégie pour améliorer les niveaux de vigilance, la qualité perçue de la nuit de sommeil, la résolution de problèmes et le temps de réaction, et enfin la performance physique évaluée au moyen d'un contre-la-montre à vélo. Le simulateur d'aube est particulièrement utile pour les sportifs devant être opérationnels très tôt le matin.

LA NUIT, ÉLIMINER TOUTE SOURCE DE LUMIÈRE

La lumière pendant la nuit est non seulement néfaste pour votre sommeil, mais aussi pour votre santé générale, car elle vient dérégler le métabolisme. Une étude récente[5] a ainsi montré que l'exposition à la lumière nocturne chez les personnes âgées est associée à une plus grande prévalence de l'obésité, du diabète et de l'hypertension. Dans une autre étude[6], des chercheurs américains montrent qu'une seule petite lumière pendant une seule nuit peut nuire à la régulation de la glycémie (le taux de sucre dans le sang), augmentant donc à terme le risque de diabète et de syndrome métabolique, mais aussi de surpoids et d'obésité. Par ailleurs, l'exposition à la lumière maintient le rythme cardiaque à un niveau plus élevé pendant la nuit comparativement à l'exposition à l'obscurité. Or, une fréquence cardiaque élevée est liée à un sommeil de moins bonne qualité et à un risque accru de maladie cardiovasculaire. Tous ces effets néfastes se produisent même si vous avez l'impression de «bien» dormir. En effet, chaque source lumineuse maintient le cerveau à un niveau de vigilance supérieur, et le sommeil n'est pas aussi réparateur et profond qu'il pourrait l'être.

ET SI VOUS DORMIEZ MASQUÉ ?

À l'instar de nombreux sportifs, vous utilisez peut-être déjà un masque occultant pour les yeux lorsque vous voyagez en avion ou en train, ou lorsque vous n'êtes pas dans votre environnement de sommeil habituel. C'est une bonne habitude, que vous pourriez garder tout au long de l'année.
Selon des chercheurs britanniques de l'université d'Oxford, cela a un impact bénéfique sur la qualité du sommeil, mais aussi sur la mémoire, la vigilance et la capacité à encoder de nouvelles informations le lendemain[7]. Ils ont mené une première expérience sur 89 personnes âgées de 18 à 35 ans. Les participants ont dormi chez eux avec un masque sur les yeux pendant une semaine, puis sans masque la semaine suivante. Lors de tests cognitifs menés à la fin de la première semaine, puis à la fin de la seconde semaine, les chercheurs ont découvert que les participants présentaient de meilleures performances d'apprentissage sur une tâche d'association de mots à la fin de la première semaine (celle avec le masque). Ils ont également

obtenu de meilleurs résultats à un test de vigilance psychomotrice qui mesurait la vigilance comportementale et l'attention soutenue.
Une deuxième expérience a été menée sur 33 personnes : elles devaient dormir deux nuits avec un masque pour les yeux occultant et deux autres nuits avec un masque découpé ne couvrant pas entièrement les yeux. Les résultats ont montré également une amélioration de la vigilance, de l'attention et des performances d'apprentissage avec le masque occultant. En revanche, concernant la durée du sommeil, les participants n'ont pas noté de différence avec ou sans masque.
D'autres études ont été menées sur les bienfaits de ces masques. Ainsi, l'une d'elles[8] avance que le port d'un masque (et de bouchons d'oreille) améliorerait la qualité du sommeil de patients hospitalisés qui dorment à côté de lumières clignotantes et de bruits de ronronnement. Une autre étude[9] a, elle, montré que les masques permettent d'améliorer la qualité et la durée du sommeil des femmes enceintes.
En pratique, attention cependant à choisir un masque bien ajusté et pas trop serré, afin de ne pas bloquer le drainage veineux et lymphatique… et vous réveiller avec le visage et les yeux tout gonflés !

SE PRÉPARER AU SOMMEIL

Faire le noir complet pendant la nuit est important, mais pas suffisant. Il est également essentiel, le soir, de diminuer la luminosité générale de la pièce afin d'indiquer à votre cerveau que l'heure du coucher approche. Éteignez les lumières principales de votre maison, et misez sur des éclairages tamisés, de préférence des lampes équipées d'ampoules de couleur chaude ou bien des bougies, le temps d'aller vous coucher. Certaines études[10] suggèrent l'intérêt de s'exposer à la lumière rouge avant le coucher tandis que d'autres sont plus nuancées. Le dîner aux chandelles est également une bonne idée. Pensez aussi à adapter les éclairages de votre salle de bains. Rien de pire que les gros spots fluorescents pendant que vous vous brossez les dents !

Et, évidemment, il est important de bannir l'utilisation des écrans avant le coucher (smartphones, ordinateurs, téléviseurs, tablettes, etc.) Chez les sportifs comme chez le grand public, c'est une problématique très fréquente, et un vrai frein à l'endormissement et à un sommeil de qualité. Les écrans émettent en effet de la lumière bleue qui vient stimuler les récepteurs de la rétine, envoyant ainsi à votre horloge biologique un «signal de jour». Résultat : votre production de mélatonine est réduite et retardée, ce qui perturbe votre endormissement et induit un retard de phase. Même des signaux lumineux extrêmement minimes ont un impact sur la sécrétion de mélatonine. Par ailleurs, au moment où votre cerveau devrait naturellement se détendre, les écrans génèrent une excitation qui est néfaste au sommeil. Comme l'explique l'Institut national du sommeil et de la vigilance (INSV), «cette tension nuit au ralentissement nécessaire à l'instauration du sommeil et elle est relayée par "l'effet sentinelle" induit par les téléphones portables laissés allumés la nuit».

PLUS DE TWEETS DANS LA NUIT = MOINS DE POINTS LORS DU MATCH DU LENDEMAIN

Des chercheurs[11] de l'université de Stony Brook, aux États-Unis, ont mené une étude sur le lien entre la performance sportive de 112 joueurs de la NBA et l'utilisation nocturne du réseau social Twitter (désormais X). Ils ont ainsi noté que les joueurs qui publiaient des tweets entre 23 heures et 7 heures la nuit précédant un match marquaient en moyenne un point de moins par match. De plus, leur pourcentage de réussite au lancer franc baissait de près de 2 %. Les chercheurs montrent également que les joueurs tweetant le plus sont moins actifs sur le terrain : ils jouent en moyenne 2 minutes de moins. Une autre étude[12] a, elle, mis en évidence l'effet néfaste des smartphones sur la fatigue mentale et la performance des nageurs.

Si la meilleure solution consiste bien sûr à bannir l'utilisation des écrans dans les deux à trois heures qui précèdent le coucher, quelques astuces peuvent permettre de limiter les effets néfastes de leur utilisation sur votre sommeil.

- En fin de journée, réduisez l'intensité lumineuse de votre appareil.
- N'utilisez pas votre smartphone ou votre tablette dans le noir. Une source lumineuse secondaire (une lampe de chevet par exemple) permet de réduire l'effet de la lumière bleue émise par ces appareils.

- Utilisez des filtres spécialement conçus pour filtrer la lumière bleue (diverses applications existent).
- Pour regarder un film ou une série, préférez le téléviseur à la tablette ou au smartphone. Une étude[13] a montré que l'effet des nouvelles technologies sur le sommeil est distinct d'une technologie à l'autre : si le fait de consulter les réseaux sociaux avant le coucher se traduit par une heure de sommeil en moins au cours de la nuit suivante, l'impact négatif de la télévision est moindre, soit une vingtaine de minutes de sommeil en moins. Cela s'expliquerait par la distance plus grande à l'écran, et aussi le fait que vous êtes davantage spectateur devant la télévision.
- Laissez vos écrans hors de la chambre afin de ne pas être tenté de les consulter quand vous vous réveillez la nuit.

« SILENCE, S'IL VOUS PLAÎT », OU COMMENT LIMITER LA POLLUTION SONORE

La pollution sonore est l'une des principales sources de perturbation du sommeil. Pendant la nuit, nous gardons en effet une certaine sensibilité au bruit (qui n'est pas la même pour tout le monde, voir l'encadré ci-après), elle-même dépendante de l'intensité et de la nature du son. Ainsi, nous nous réveillerons de préférence aux pleurs d'un bébé, à l'appel de notre nom ou au son d'une sirène. Pendant le sommeil, notre cerveau continue de traiter les informations sonores qu'il reçoit, ce qui nous permet d'adapter notre comportement en cas de besoin, et en l'occurrence de nous réveiller s'il détecte un danger. Mais certains bruits peuvent aussi nous empêcher de dormir, ou de nous rendormir : la musique trop forte des voisins, le bruit des avions si on habite à proximité d'un aéroport, le bruit de la circulation automobile (surtout quand on dort dans un nouvel endroit et qu'on n'y est pas habitué), etc.

L'exposition prolongée au bruit entraîne des répercussions multiples sur le sommeil avec des difficultés d'endormissement, des éveils prolongés la nuit ou des réveils prématurés. Par ailleurs, même les bruits qui ne nous réveillent pas peuvent avoir des effets sur le sommeil, par exemple en le fragmentant, ce qui limite le temps passé en sommeil lent profond. Ainsi, il a été démontré que le bruit ambiant du trafic (aérien et automobile) augmente le sommeil de stade 1 (lent léger) et diminue le sommeil lent profond et le sommeil paradoxal[14]. Le bruit nocturne peut également entraîner une production accrue d'hormones telles que l'adrénaline et le cortisol, ainsi qu'une élévation du rythme cardiaque et de la pression artérielle[15].

Il est certes possible de s'habituer à un environnement sonore bruyant, mais, à long terme, les études montrent qu'en réalité l'organisme ne s'y habitue pas tout à fait sur le plan physiologique, et que les effets néfastes du bruit, sur la santé cardiovasculaire notamment, demeurent.

PAS TOUS ÉGAUX FACE AUX BRUITS NOCTURNES !

Vous êtes plutôt du genre à pouvoir dormir comme une souche malgré la fête organisée chez vos voisins du dessus ? Ou plutôt du genre à vous réveiller au moindre bruit ? Des chercheurs de Harvard[16] ont mené des travaux pour tenter de comprendre la différence entre ces deux profils. Ils ont mis en avant le rôle d'éléments spécifiques dans la stabilité du sommeil face aux perturbations externes : les « fuseaux de sommeil » (*spindles* en anglais). Il s'agit de petites salves d'ondes de rythme rapide générées par le thalamus, et qui surviennent pendant le sommeil lent léger. Les chercheurs expliquent que le cerveau des dormeurs imperturbables produit naturellement plus de fuseaux, ce qui leur permet de bloquer la transmission des sons. « Plus le cerveau d'un individu produit naturellement des fuseaux de sommeil, mieux son sommeil résiste aux bruits extérieurs », concluent-ils. Reste à découvrir la façon dont on pourrait augmenter la production de ces fameux fuseaux de sommeil...

QUELQUES ASTUCES POUR DES NUITS PLUS SILENCIEUSES

En pratique, voici les bons gestes à adopter pour dormir dans un environnement calme :

- Si vous le pouvez, installez votre chambre dans la partie la plus calme de votre maison ou appartement. Par exemple, plutôt côté jardin ou cour que côté rue.

- Veillez à ce que vos fenêtres soient équipées de double vitrage. Fermez les fenêtres et les volets pour vous isoler au maximum des bruits extérieurs.
- Décorez votre chambre avec des tapis, des rideaux épais, des meubles capitonnés… Ces surfaces moelleuses permettront d'absorber une partie des bruits provenant de l'extérieur, et de l'intérieur de votre maison.
- Éteignez tous les appareils électroniques qui pourraient émettre des sons (ou des bourdonnements) durant la nuit. Idem pour l'horloge du salon : si vous ne supportez pas son tic-tac, débarrassez-vous-en. Et si le réfrigérateur ronronne toute la nuit ou se met tout à coup à vibrer, faites-le réparer ou changez-le pour un appareil moins bruyant.
- Si vous êtes gêné par les ronflements de votre partenaire, parlez-en avec lui ou avec elle. En sachant que des ronflements accompagnés de bruits d'étouffement ou de halètement pendant la nuit peuvent être des signes d'apnées obstructives du sommeil (voir p. 66). Dans ce cas, suggérez-lui de consulter un médecin.
- À l'instar des masques oculaires, les bouchons d'oreille sont souvent utilisés par les sportifs comme une solution temporaire lorsqu'ils dorment dans un environnement bruyant (tel un avion, un train, un bus…), ou bien dans un nouvel endroit, lorsqu'ils ne sont pas habitués aux sons qui les entourent. Des études suggèrent que cette solution est efficace pour améliorer la qualité, la durée, l'efficacité du sommeil et réduire les réveils nocturnes. Cette problématique est particulièrement prégnante dans certains sports comme la voile où, malgré les progrès techniques, l'environnement du bateau reste bruyant. Ainsi, pour dormir sur leurs deux oreilles, certains navigateurs sont équipés de bouchons d'oreille moulés sur mesure avec des filtres pour détecter les sons nécessaires à la navigation et/ou de casques avec rééducation active de bruits. En pratique, vous trouverez en pharmacie ou sur Internet de nombreux modèles de bouchons d'oreille à la fois efficaces et confortables. N'hésitez pas à en tester plusieurs pour trouver celui qui vous convient le mieux.

PENDANT LA NUIT, 30 DÉCIBELS MAXIMUM, SOIT LE BRUIT DE CHUCHOTEMENTS

Selon l'OMS, pour un sommeil de bonne qualité, le niveau sonore équivalent ne devrait pas excéder 30 décibels pour le bruit de fond continu, et des niveaux de bruit excédant 45 décibels devraient être évités.

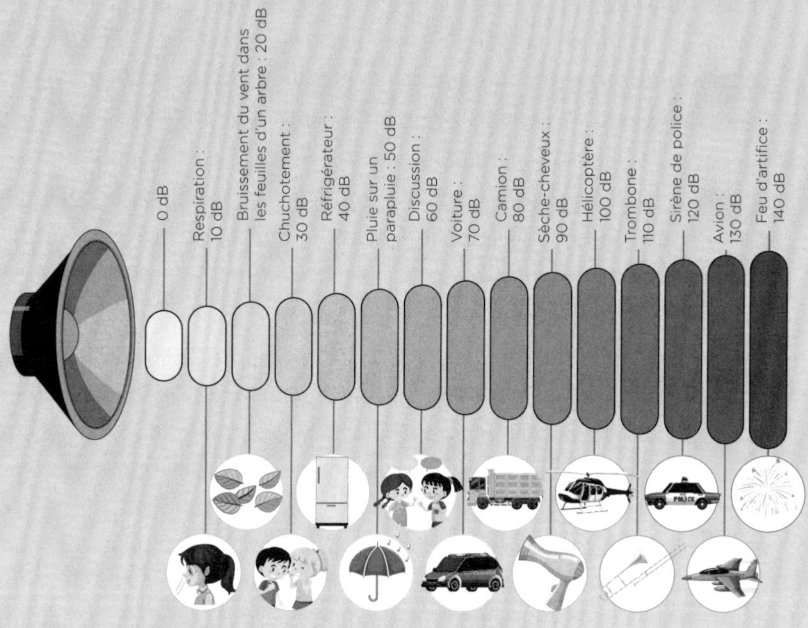

L'échelle des décibels

DIFFUSION DE BRUIT BLANC, CASQUE DE SOMMEIL... : DE BONNES SOLUTIONS ?

Si se boucher les oreilles toute la nuit ne vous semble pas confortable, vous pouvez vous tourner vers la solution des bruits blancs, des bruits de fond légers qui peuvent s'apparenter au son de la pluie, de la mer, du vent ou, pour certaines personnes (car tout cela est assez subjectif), de l'aspirateur, d'un ventilateur ou d'un robinet ouvert ! Un bruit blanc est en fait constitué de l'addition de toutes les fréquences sonores audibles par l'homme (par analogie avec la lumière blanche, qui est la superposition à parts égales de toutes les fréquences du spectre lumineux).

De nombreuses études ont été menées sur les liens entre bruit blanc et sommeil. Il en ressort que ce bruit serait capable, chez certaines personnes, de masquer, en totalité ou en partie, les bruits extérieurs environnants. L'une d'elles[17] a ainsi montré que les adultes s'endormaient 38 % plus vite en écoutant du bruit blanc. Une autre[18] que c'est une technique efficace pour les personnes vivant dans une zone très bruyante de New York : les personnes ayant écouté des bruits blancs se sont endormies plus rapidement et ont passé plus de temps au lit à dormir. Les bénéfices de cette méthode sont aussi prouvés chez les nouveau-nés avec, à la clé, un endormissement plus rapide[19]. Chez certaines personnes, le bruit blanc permet également d'éviter les pensées anxieuses ou intrusives qui pourraient perturber leur endormissement.

Malgré ces résultats positifs, une méta-analyse récente[20] de toutes les études portant sur les relations entre le bruit blanc et le sommeil note qu'au niveau statistique les preuves de l'amélioration du sommeil sont très faibles, et que des recherches supplémentaires sont nécessaires pour conseiller à tout le monde le bruit blanc comme une aide au sommeil. À vous de tester, donc ! En pratique, vous pouvez pour cela utiliser un petit appareil appelé « générateur de bruit blanc », ou une application sur votre smartphone. Mais, attention, cette solution doit rester provisoire, car ces bruits blancs pourraient aussi avoir un effet néfaste sur le système auditif central, et sur le cerveau en général. Dans un article publié en août 2022[21], des chercheurs australiens ont ainsi démontré chez une large cohorte d'étudiants que les bruits blancs perturbent les fonctions cognitives, contrairement à l'écoute de musique classique. Une autre technique à tester donc même si certaines études[22] ont montré que l'écoute d'une musique entraînante peut retarder l'endormissement et augmenter le risque de cauchemars au cours de la nuit !

Autre solution actuellement à la mode : les bandeaux ou casques de sommeil, aussi appelés « bandeaux antibruit ». Ils se présentent généralement sous la forme d'un bandeau en tissu qui contient un micro et un haut-parleur. Le micro capte les sons ambiants, et le haut-parleur les reproduit en opposition de phase. En d'autres termes, la nuisance sonore est enregistrée, analysée puis contrecarrée par la diffusion de sons inverses, ce qui permet d'annihiler le bruit ambiant et de produire le silence. Notez que ce système fonctionne avec des sons réguliers (comme la circulation automobile), mais non avec des bruits soudains (une sirène par exemple). Certains modèles intègrent également un masque pour les yeux. Le niveau d'évidence scientifique de ces dispositifs est très limité voire inexistant.

SECRETS DE CHAMPION

« Quand je dors, je répare les briques de ma maison. »

Mathieu Blanchard, 36 ans, spécialiste de l'ultra-trail et de la course en montagne, deuxième de l'Ultra-trail du mont Blanc (UTMB) en 2022.

« Je considère aujourd'hui que le sommeil est aussi important que les trois autres piliers de la performance. La performance, c'est comme une maison qui repose sur quatre pilotis : l'entraînement, la nutrition, la charge mentale et la récupération. J'estime que 99 % de la récupération, c'est le sommeil. Quand je m'entraîne, et les charges d'entraînement sont énormes dans ma discipline – jusqu'à 30 ou 40 heures d'entraînement par semaine –, je casse les briques de ma maison. Quand je dors, je répare les briques et ma progression se fait quand je me repose. J'adapte l'entraînement et les séances en fonction de la durée de sommeil que je vais obtenir au cours de la semaine.
En 2017, je me suis mis à l'ultra-trail de manière sérieuse. Auparavant, en tant qu'ingénieur, je me couchais à minuit et me levais à 6 ou 7 heures – pour une nuit peu récupératrice principalement du fait du stress du bureau. J'ai mis quasiment un an afin de briser mes mauvaises routines et habitudes pour finalement faire une nuit de 8 heures sans me réveiller. J'ai tout refait : m'équiper de rideaux super-occultants pour faire le noir complet ; couper le chauffage dans ma chambre ; dormir avec des bouchons d'oreille pour prévenir les réveils liés aux bruits de la ville ; éteindre les écrans et donner le dernier coup de fourchette deux heures avant le coucher ; m'adonner à de la préparation mentale afin d'éviter les 50 000 pensées qui perturbent et créent de l'anxiété. Dans une société hyper-matérialiste, j'invite les gens à investir dans un bon couchage (matelas, sommier, oreiller, etc.) plutôt que dans une voiture ou un voyage. Il vous le rendra dans votre quotidien !

En ultra-trail, je cours sur le format de 160 kilomètres soit 100 miles. Je passe une seule nuit dehors et, avec l'affûtage avant la course, ça passe sans problème. Lorsque le soleil se lève, c'est une "renaissance". Mais il existe des courses beaucoup plus longues*. Je n'ai pas encore la réponse quant à la meilleure stratégie de sommeil à adopter sur ce type de course. Je pense que l'une des clés est d'écouter mes sensations, mon corps tout en limitant la durée de la sieste (20 à 30 minutes, ou une heure). C'est un gage de performance dans le futur. »

LA BONNE TEMPÉRATURE : NI TROP CHAUD NI TROP FROID

Vous l'avez sûrement déjà expérimenté, il est difficile de trouver le sommeil quand on a trop chaud ! L'initiation du sommeil nécessite en effet une diminution de la température centrale de l'organisme. Au moment du coucher, notre hypothalamus, qui joue un rôle de thermostat, fait naturellement baisser cette température corporelle pour favoriser l'endormissement. Une diminution de notre température centrale d'environ un demi-degré est propice à l'endormissement. Et dans les phases les plus profondes du sommeil, la température peut descendre à une température proche de 36-36,5 °C. Le fait d'être dans un environnement frais va apporter le confort thermique nécessaire pour mettre notre corps dans les bonnes conditions. À l'inverse, s'il fait trop chaud (par exemple en période de canicule, ou bien dans une chambre surchauffée), cette baisse de la température générale se fait plus difficilement, ce qui perturbe le sommeil.

Afin d'évaluer dans quelle mesure la température ambiante affecte le sommeil, un collectif de chercheurs[23] a analysé une série de données collectées à l'échelle mondiale (7 millions d'enregistrements dans 68 pays), par actimétrie, sur le sommeil nocturne (temps total de sommeil, heure d'initiation du sommeil, médiane, heure de fin du sommeil) à l'aune de données météorologiques et climatiques. Les auteurs ont montré que les adultes s'endorment plus tard,

* Mathieu Blanchard a parcouru le GRA1 au Québec, long de 650 kilomètres, en 7 jours seulement.

se réveillent plus tôt, et finalement dorment moins au cours des nuits chaudes. Cet effet est amplifié pour les personnes âgées (plus de 65 ans), les femmes et les habitants des pays à faibles revenus. Au cours des nuits très chaudes (plus de 30 °C), la durée de sommeil diminue de 14 minutes comparativement aux nuits pour lesquelles la plus petite diminution du temps de sommeil peut être attribuée à la température. Une température minimale au cours de la nuit supérieure à 25 °C augmente la probabilité de dormir moins de 7 heures de 3,5 % comparativement à une température de 5-10 °C.

Les auteurs concluent que nous serions plus aptes à adapter notre environnement de sommeil afin de dormir suffisamment dans le cas de températures extérieures fraîches, tandis que le temps de sommeil diminue lorsque les températures ambiantes augmentent. Les conditions environnementales chaudes et sèches seraient particulièrement préjudiciables pour le sommeil. Il n'y aurait pas d'habituation progressive de l'organisme à dormir en ambiance chaude, puisque la diminution de sommeil serait similaire voire supérieure à la fin de l'été comparativement au début de l'été. Et les perspectives à plus long terme ne sont pas réjouissantes : selon les projections proposées, à l'horizon 2099, les températures chaudes pourraient éroder le sommeil de 50 à 58 heures par personne et par an.

LES RECOMMANDATIONS GÉNÉRALES

Diverses études ont montré que l'environnement thermique est l'un des facteurs les plus importants pouvant affecter le sommeil humain. « Les effets classiques de l'exposition à la chaleur ou au froid sont une augmentation de l'état d'éveil et une diminution du sommeil REM et du sommeil lent. Ces effets de l'environnement thermique sur les stades de sommeil sont fortement liés à la thermorégulation, qui entretient un lien étroit avec la régulation du sommeil[24]. » La diminution de température centrale qui facilite l'endormissement puis un sommeil profond et continu au cours de la première moitié de la nuit est permise par une dissipation de la chaleur depuis le centre du corps vers les extrémités distales (pieds et mains).

C'est la raison pour laquelle il est si difficile de s'endormir en ayant les pieds froids : la vasoconstriction associée ne permet pas de dissiper la chaleur. Il peut alors être utile de porter des chaussettes bien chaudes pour faciliter l'endormissement ! Savez-vous pourquoi un bonnet était fréquemment porté au cours de la nuit au Moyen Âge ? À cette époque, les chambres n'étaient pas chauffées et la seule partie du corps qui dépassait des couvertures, c'était la tête. Ainsi, on portait un bonnet de nuit afin d'éviter de prendre froid, car c'est par la tête que s'évacue une grande partie de la chaleur du corps.

La température idéale de la chambre habituellement recommandée en France est de 18 à 20 °C. Aux États-Unis, la National Sleep Foundation, elle, recommande une température ambiante comprise entre 15,5 °C et 19,5 °C. Une récente étude américaine[25] montre cependant que, chez les personnes âgées, cette température devrait être un peu plus élevée, et se situer plutôt entre 20 et 25 °C. Pour parvenir à ce résultat, les chercheurs ont analysé pendant douze mois le sommeil de 50 personnes âgées de plus de 65 ans. Les participants portaient des actimètres qui mesuraient l'activité au cours de la nuit, la durée et l'efficacité du sommeil, et un capteur qui analysait la température de la chambre. Même si cette étude ne porte que sur un faible nombre de participants, elle a le mérite de montrer que cette question de la température optimale de la chambre est avant tout personnelle. Au-delà de la température de la chambre en elle-même, c'est in fine le micro-climat qui se crée entre la couette et le corps du dormeur qui est déterminant. Ainsi, une personne qui dort sans couette et sans vêtement se sentira à l'aise d'un point de vue thermique dans une chambre à 26 °C.

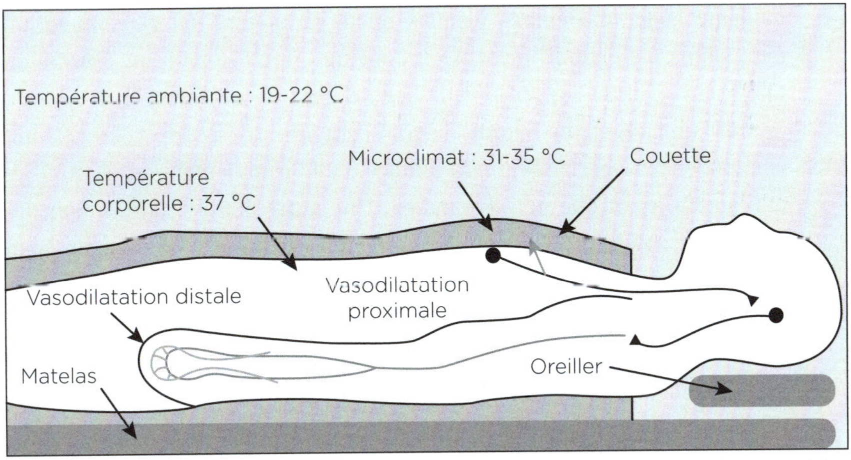

Source : C. Harding Edward, Franks Nicholas P., Wisden William, "The Temperature Dependence of Sleep", *Frontiers in Neuroscience*, vol. 13, 2019.

Le processus de thermorégulation pendant le sommeil

Soulignons également que la température idéale de sommeil peut dépendre de plusieurs éléments, notamment de l'état de santé. Par exemple, les personnes souffrant d'apnées du sommeil ou les femmes ménopausées ont tendance à avoir chaud quand elles dorment. Autre facteur important à prendre en compte sur ce sujet : le chronotype. Ainsi, les personnes « du soir » verront leur température corporelle baisser plus tard que celles « du matin » avec deux à trois heures de décalage entre les chronotypes extrêmes. En réalité, la bonne température varie en fonction de chaque personne. Bref, à vous de trouver la température qui vous convient le mieux.

En pratique, voici quelques bons réflexes à adopter pour atteindre une température propice à un sommeil de qualité :

- Maintenez votre chambre la plus fraîche possible. En hiver, limitez le chauffage. En été, fermez les volets pendant la journée afin de ne pas laisser entrer la chaleur.
- Prenez une douche… chaude (ou un bain chaud). L'eau chaude a non seulement un effet relaxant, mais elle permet aussi de transitoirement augmenter la température centrale de l'organisme et ainsi de favoriser un gradient de température important entre les cavités centrales de l'organisme et les extrémités distales (pieds et mains). La consommation d'une boisson chaude présente les mêmes intérêts (voir p. 80). Selon une méta-analyse menée par des chercheurs de l'université d'Austin[26], prendre un bain chaud (autour de 40 °C) environ une heure et demie avant le coucher permet de réduire la latence d'endormissement de 10 minutes et d'améliorer la qualité du sommeil. Une autre étude[27], portant sur des personnes âgées, a également montré que le fait de prendre un bain chaud une à trois heures avant le coucher leur permet de s'endormir plus rapidement. Une séance d'activité physique réalisée à distance du coucher et qui augmente transitoirement la température centrale pourrait avoir les mêmes effets sur la qualité du sommeil.
- Une fois couché, pour rafraîchir votre organisme et donc faciliter l'endormissement, vous pouvez aussi sortir un pied (ou les deux) hors de la couverture ou de la couette. Aucune étude scientifique n'a prouvé l'efficacité de cette stratégie, mais elle semble être largement plébiscitée par

ceux qui l'ont testée. Comme l'explique Natalie Dautovich, responsable de la Fondation nationale du sommeil et professeur de psychologie à l'université de l'Alabama, dans un article publié sur un site américain[28], «les surfaces cutanées des mains et des pieds sont uniques, à la fois parce qu'elles sont dépourvues de poils et parce qu'elles contiennent des structures vasculaires spécialisées qui contribuent à la perte de chaleur. Plus précisément, les mains et les pieds contiennent des vaisseaux sanguins appelés anastomoses artério-veineuses qui, associés à l'absence de poils sur la plante des pieds, sont parfaitement conçus pour contribuer à la dissipation de la chaleur corporelle. Si l'on ajoute à cela ce que les scientifiques savent de la baisse de la température corporelle pendant le sommeil, il est possible que le fait de sortir l'orteil ou le pied puisse vous amener à un sommeil plus réparateur.» Si vous le faites déjà naturellement, c'est une bonne habitude à conserver !

LES BIENFAITS DU FROID

Une autre manière de refroidir l'organisme afin de faciliter le sommeil consiste à prendre, à l'inverse, une douche ou un bain froid. L'exposition au froid est d'ailleurs, depuis quelques années, l'une des stratégies les plus utilisées par les sportifs sur le terrain, notamment après les épreuves ou les entraînements, afin de faire baisser la température corporelle et d'accélérer la récupération.

Il existe aujourd'hui plusieurs techniques de refroidissement : immersion en eau froide, application locale de poches de glace, cryothérapie corps entier (qui consiste à s'exposer à un air très froid d'environ - 110 °C dans une chambre spécifique pendant environ trois minutes). L'exposition au froid entraîne une stimulation des mécanismes de défense du corps contre ce stress thermique, induisant une vasoconstriction périphérique (resserrement des vaisseaux sanguins) et une redistribution du sang vers les cavités centrales, afin de protéger en priorité les organes vitaux. La température cutanée diminue donc, puis c'est au tour de la température centrale. Ce processus a des effets bénéfiques pour la récupération post-exercice, avec notamment à la clé une action anti-inflammatoire et une diminution des douleurs.

Si vous êtes sportif et que vous souhaitez accélérer votre récupération à l'issue d'un entraînement particulièrement exigeant réalisé le soir, prendre un bain ou une douche froide avant le coucher peut être une bonne stratégie.

LA STRATÉGIE GAGNANTE : UN SURMATELAS RAFRAÎCHISSANT

Dans une étude à laquelle j'ai participé[29], nous avons montré l'intérêt pour les joueurs de rugby d'utiliser, à l'issue d'un match, un surmatelas à haute capacité thermique. Un tel équipement favorise les échanges thermiques au cours de la nuit et diminue la température centrale nocturne de manière plus importante qu'un matelas classique. Cela permet de réduire les réveils nocturnes et d'augmenter la proportion de sommeil paradoxal au sein de cette population sportive. D'autres études[30] ont montré l'intérêt de cette technologie sur l'augmentation du sommeil lent profond.
L'utilisation de ce type de surmatelas « rafraîchissant » pourrait ainsi être utile pour préserver sa qualité de sommeil en période de canicule. En pratique, il existe aujourd'hui, sur le marché, différents modèles de surmatelas de ce type qui peuvent se positionner sur n'importe quel matelas. L'effet rafraîchissant produit est obtenu grâce à l'utilisation d'un gel qui stocke au cours de la nuit la chaleur corporelle du dormeur, une technique qui semble plus douce qu'un refroidissement par de l'eau froide circulant dans le matelas.

Si l'eau chaude a, comme on l'a vu juste au-dessus, des bienfaits avérés sur l'endormissement, l'eau froide présente elle aussi des avantages certains. Dans une étude[31] que j'ai menée avec mon équipe à l'INSEP, nous avons démontré les avantages de l'immersion dans un bain froid après un exercice de course intermittent de haute intensité sur l'architecture du sommeil et la cinétique de récupération chez des coureurs à pied bien entraînés. Nous avons utilisé un protocole original d'immersion de l'intégralité du corps tête comprise. Celui-ci a permis d'augmenter la profondeur du sommeil et a assuré une meilleure continuité du sommeil avec moins de micro-éveils au cours de la nuit, comparativement à une immersion partielle du corps. La tête joue en effet un rôle prépondérant dans les mécanismes de thermorégulation, et elle contribue de manière importante au refroidissement de l'organisme malgré sa faible superficie.

Outre son effet bénéfique sur les douleurs, l'immersion en eau froide est également associée à une amélioration du métabolisme et à un renforcement du système immunitaire. Des chercheurs hollandais[32] ont ainsi demandé à 3 000 volontaires de terminer leur douche matinale par un jet d'eau froide de 30, 60 ou 90 secondes, durant 30 jours consécutifs. Ils se sont ensuite intéressés à leur absentéisme au travail pour maladie pendant la même période. Résultat : dans tous les groupes s'étant aspergés d'eau froide, les participants avaient un taux d'absentéisme de 29 % inférieur à celui des participants du groupe témoin. Sans forcément devenir un *winter swimmer* ou participer aux championnats du monde de nage en eau glacée, le froid, même à doses réduites, semble bel et bien avoir quelques bienfaits pour l'organisme !

Retenez pour finir qu'inclure une douche dans son rituel du coucher est une bonne idée pour se préparer au sommeil. Chaude ou froide, peu importe ; c'est à vous de voir en fonction de ce qui vous semble le plus efficace, et le plus agréable pour vous !

SECRETS DE CHAMPION

« J'ai appris à écouter mon corps. »

Pascal Pich, 60 ans, sportif d'ultra-endurance, cinq fois champion du monde (déca Ironman, triple Ironman, double Ironman*).

« J'ai la chance, depuis que je suis très jeune, d'avoir un très bon sommeil (j'ai dû faire deux « petites » insomnies en dix ans !) et de pouvoir m'endormir un peu sur commande. Je me pose dans un coin, et je m'endors en moins de 5 minutes. C'est, je pense, dans ma nature et, sur ce plan, nous ne sommes pas tous égaux.

Quand j'ai commencé la compétition à haut niveau il y a plus de trente ans, mon objectif sur mes premiers défis était de dormir le moins possible pour aller le plus vite possible. En étudiant mon sommeil avec mes entraîneurs,

* L'Ironman est l'un des plus longs formats du triathlon. Cette course multidisciplinaire consiste à enchaîner 3,8 kilomètres de natation, 180 kilomètres de vélo puis un marathon (42,195 kilomètres), soit une distance totale de 226 kilomètres. Les double, triple et déca Ironman consistent à effectuer successivement deux fois, trois fois et dix fois les distances de l'Ironman.

on avait constaté que je dormais par cycle de 50 à 52 minutes. Selon la compétition et le temps que j'avais par rapport aux autres concurrents, on programmait un, deux ou trois cycles de sommeil. C'était un peu artisanal à l'époque, mais on n'était pas si loin du compte.
Aujourd'hui, peu de choses ont changé sur le fond, mais, grâce au travail réalisé avec Mathieu, l'approche est plus pointue. J'ai surtout appris à écouter mon corps. Par exemple, aujourd'hui, je sais à quel moment précis de la journée, ou plutôt de la nuit, je ne dois pas être à l'effort, car mon corps est inapte, en cycle bas, donc avec très peu d'énergie : entre 4 et 6 heures du matin. Avant je m'entêtais à me dire que peu importe, s'il fallait que je coure pendant ce créneau-là, je dormirai avant ou après. Mais même si j'avais dormi avant, j'étais bon à rien à cette heure-là. Car on a beau dire tout ce qu'on veut, c'est le corps qui au final décide.
Une astuce pour m'endormir rapidement : l'oreiller avec un gel refroidissant, qui permet de faire baisser très vite la température du corps. D'ailleurs, c'est aussi pour cette raison que je ne chauffe jamais ma chambre : l'hiver, la température peut descendre jusqu'à 9 °C. Dans ces conditions-là, j'ai toujours très bien dormi mais, depuis que j'utilise cet oreiller, je vois la différence sur mon temps d'endormissement. Bien que, je dois le reconnaître, cela n'ait jamais été un souci pour moi. Aujourd'hui, il me faut moins de 3 minutes...
Comme tout le monde, cela peut aussi m'arriver d'avoir des trucs dans la tête qui tournent en boucle et m'empêchent de dormir. Mais j'ai mis en place une technique très efficace : je m'efforce de faire le vide complet dans mon cerveau et de ne plus penser à rien. Après une trentaine de secondes, je sens un poids sur mes paupières... Et dans les 10 secondes qui suivent, je suis endormi ! »

L'IMPORTANCE D'UNE BONNE LITERIE

L'optimisation de l'environnement de sommeil passe aussi par le choix de la literie, et en particulier du matelas. Une problématique à laquelle sont particulièrement sensibles les entraîneurs des équipes cyclistes, notamment. Ainsi, pendant le Tour de France, plusieurs équipes ont signé des partenariats avec des marques de literie : les coureurs se voient offrir un matelas spécifique pour leur domicile. Modèle qu'ils retrouvent ensuite sur les courses phares telles que le Tour de France puisque, chaque jour, un matelas identique à celui qu'ils ont l'habitude d'utiliser chez eux est installé dans leur chambre d'hôtel. « Nous trouvions important à la FDJ que le coureur puisse retrouver en course un peu de son environnement habituel, qu'il se sente aussi bien dans sa chambre d'hôtel que dans sa chambre à domicile, a expliqué le Dr Jacky Maillot, médecin de l'équipe Groupama-FDJ dans un article d'*Ouest France*[34]. Ce sont des repères importants, d'autant plus qu'on sait que sur un bon matelas on va détendre toute la musculature. Cela va favoriser premièrement la récupération par le sommeil, mais aussi une détente musculaire indispensable. Si le coureur dort mal à cause d'un mauvais matelas, il sera très tendu, son corps ne sera pas dans une position optimale et cela va entraîner des contractures musculaires, des douleurs au niveau des musculatures para-vertébrales, au niveau du dos, du cou ou des lombaires… » Les coureurs de cette équipe disposent même, lors des trajets entre l'hôtel et les points de départ ou d'arrivée, de sets de couchage portatif composés d'un surmatelas et d'un petit oreiller ergonomique, afin de profiter au mieux de chaque moment de repos.

Une étude épidémiologique baptisée « Santé et literie[35] », menée sous l'égide du Pr Damien Léger, responsable du Centre du sommeil et de la vigilance de l'Hôtel-Dieu, a confirmé l'importance de la literie sur le sommeil et même sur la santé. Ainsi, 92 % des personnes interrogées pensent qu'une bonne literie est importante pour la santé. 69 % considèrent même qu'elle l'améliore et 79 % estiment qu'elle soulage leurs douleurs. Pour 84 % des personnes interrogées, la literie aurait donc un impact sur la qualité de vie et la qualité du sommeil. L'étude a ainsi mis en évidence, chez un groupe d'une quinzaine de volontaires, une amélioration de la qualité du sommeil lors d'un changement de matelas : les personnes bougent moins au cours de la nuit, leur sommeil est plus récupérateur, et leur niveau d'énergie dans la journée est amélioré.

Choisir un bon matelas est une question de préférence personnelle. La sensation de confort est primordiale, et c'est la raison pour laquelle il vaut mieux pouvoir tester son matelas avant de l'acheter. Un matelas de qualité doit assurer un bon maintien de la colonne vertébrale (essentiel pour éviter les maux de dos). À ne pas confondre avec le niveau de fermeté qui, lui, est avant tout une question d'appréciation personnelle. La taille du matelas est également fondamentale. Ainsi, un couple aura tout intérêt à préférer un lit de 160 (voire 180) centimètres de largeur plutôt qu'un lit de 140 centimètres.

Enfin, n'oubliez pas qu'on conseille de renouveler sa literie (matelas et sommier) au minimum tous les dix ans. Cela représente environ 30000 heures d'utilisation, et près de 150000 mouvements. Sachez aussi qu'un matelas doit absorber en moyenne 400 millilitres d'eau chaque nuit, ce qui représente près de 300 litres d'eau par an si vous dormez à deux. D'où l'importance d'entretenir son matelas en l'aérant quotidiennement, et en changeant les draps régulièrement.

LA COUVERTURE LESTÉE : UNE BONNE IDÉE ?

Le principe des couvertures lestées (une couette remplie de micro-billes, plus lourde qu'une couette traditionnelle) est d'exercer une forme de stimulation des récepteurs de pression sous-cutanés (*deep pressure stimulation*), ce qui pourrait augmenter le tonus parasympathique et réduire de manière simultanée le tonus orthosympathique (voir aussi p. 133), et ainsi favoriser la détente, la relaxation, et donc l'endormissement. Une revue systématique[36] incluant huit études (cinq sur l'anxiété et trois sur l'insomnie et les troubles du sommeil) suggère qu'elles pourraient être un outil thérapeutique adapté pour réduire l'anxiété. Cependant, les résultats sur l'insomnie et les troubles du sommeil ne sont pas concluants. L'un des mécanismes avancés par les auteurs est le fait que lorsque les récepteurs de pression sous la peau sont activés, le cortisol et la conductance de la peau diminuent tandis que l'activité du nerf vague (ou parasympathique) augmente. Ainsi, l'augmentation de la réponse parasympathique améliorerait les symptômes associés à l'anxiété. En pratique, le poids de la couverture lestée devrait avoisiner les 10 % du poids corporel, même si une individualisation du poids de la couverture en fonction du dormeur est certainement requise.

SECRETS DE CHAMPION

« Jamais sans mon surmatelas. »

Romain Imadouchène, 29 ans, haltérophile français, champion du monde de l'épaulé-jeté en 2022 lors des championnats du monde à Bogota.

« J'utilise le surmatelas tout le temps chez moi. Je l'emporte aussi en voyage avec moi, il me suit partout ! Si je suis amené à utiliser un autre matelas, je vois la différence en termes de chaleur. Ce qui me convient, c'est le côté thermorégulant, cela améliore la qualité de mon sommeil.
Pour me relaxer le soir, j'alterne entre la méditation, diverses applications et les exercices de respiration avant le coucher. Et je dors de mieux en mieux. Ma fréquence cardiaque diminue de 80 à 64 battements par minute en quelques minutes sous l'effet d'un exercice de respiration. Je rentre alors plus facilement dans le sommeil et le sommeil est continu. J'ai aussi mis en place des temps au calme. Je coupe le téléphone et je prends du temps pour moi "sans haltéro", pour penser à autre chose. »

CONNAISSEZ-VOUS LA « MÉTHODE SCANDINAVE » ?

Si vous dormez en couple, cette méthode peut vous intéresser ! Elle a récemment été popularisée par une influenceuse suédoise du nom de Cecilia Blomdahl, qui a publié une vidéo devenue virale sur TikTok en octobre 2023. Elle consiste tout simplement à dormir non pas avec une grande couette mais avec deux couettes individuelles. Cette pratique permettrait à chaque partenaire de mieux réguler sa propre température pendant la nuit et donc de diminuer les perturbations liées au sommeil. Ainsi, les plus frileux peuvent s'enrouler complètement dans leur couette, tandis que les autres peuvent facilement sortir un bras ou un pied, ou même dormir avec une couette plus légère. Les couettes individuelles sont également une bonne option si vous et votre partenaire n'avez pas les mêmes horaires de coucher et de lever.

Une étude scientifique[37] a par ailleurs évalué l'influence de la présence d'un conjoint sur le sommeil de jeunes couples en bonne santé et sans enfant. La nuit de « sommeil individuel » était réalisée dans des lits simples et des chambres séparées, tandis que le « sommeil partagé » était réalisé dans des lits simples et adjacents. Parmi les principaux résultats : le pourcentage de sommeil paradoxal était plus important dans la condition « sommeil partagé » comparativement à la condition « sommeil individuel » et le sommeil paradoxal était aussi moins fragmenté dans la condition « sommeil partagé ». Les auteurs expliquent que le sommeil paradoxal pourrait augmenter notre préparation et notre aptitude à évoluer dans le monde social, et que la plus grande propension au sommeil REM en présence d'un conjoint est liée à la chaleur émise par le conjoint, le soutien social perçu et la modération des niveaux de stress par le conjoint avant et au cours du sommeil. Il semblerait donc que non seulement notre sommeil, mais même son architecture, évolue en fonction du fait que l'on dorme seul ou à deux.

POUR LES ATHLÈTES DES JO DE PARIS 2024, DES SOMMIERS EN CARTON ET DES MATELAS MODULABLES

Les lits des chambres du village olympique ont été équipés de la même literie qu'aux précédents Jeux olympiques de 2021 au Japon. Et pour cause : c'est la même société japonaise qui a fourni les sommiers, mais aussi les matelas, les oreillers et les couettes des sportifs participant aux JO de Paris. La particularité des sommiers : ils sont fabriqués en France, en carton recyclé. Les matelas, eux, viennent du Japon. Ils sont respirants et résistants à la pression du corps, et se présentent en trois blocs aux niveaux de fermeté différents que chaque athlète peut agencer à sa guise.

En arrivant au village olympique, chaque athlète est passé devant une machine qui a pris ses mensurations, afin de lui indiquer la combinaison la plus adaptée à son profil : souple, intermédiaire, ferme ou très ferme... Pour les athlètes les plus grands, des extensions à 2,20 mètres ont également été proposées. Selon une étude, dormir sur ce type de matelas permettrait aux athlètes de bénéficier d'un vrai sommeil réparateur et d'améliorer leurs performances.

Cette literie « peut changer la couleur des médailles ! », a avancé le PDG de l'entreprise lors de la présentation de ces lits à la presse. Quant à Tony Estanguet, le président du comité d'organisation, il a rappelé « l'importance du sommeil » pour les sportifs dans le cadre d'une telle compétition. Les sportifs français qui se sont préparés à l'INSEP en amont des Jeux olympiques et paralympiques ont bénéficié, eux, d'une literie neuve et, pour les adeptes, du surmatelas thermorégulant présenté précédemment.

CHAPITRE 6

SOMMEIL, STRESS, MENTAL ET RITUELS

Stress et sommeil sont étroitement liés : ainsi, les situations et les événements stressants vécus dans la journée peuvent entraîner des troubles du sommeil, et inversement un mauvais sommeil peut générer du stress, par exemple en anticipant la journée à venir. C'est donc un véritable cercle vicieux qui peut se mettre en place, et nous en avons tous déjà fait l'expérience.

Les sportifs de haut niveau, qui doivent régulièrement affronter le stress des compétitions, sont eux aussi très nombreux à être concernés par cette problématique. De nombreuses recherches ont ainsi démontré ce lien : une revue systématique montre par exemple que les sportifs dorment en moyenne une heure de moins dans la nuit précédant une compétition, probablement en raison de l'anxiété pré-compétitive[1]. Une autre étude[2], menée elle aussi chez des sportifs de haut niveau, avance que l'anxiété liée à la compétition perturbe leur qualité de sommeil perçue. D'où l'importance des techniques de relaxation qui peuvent aider à retrouver son calme et sa sérénité, un préalable essentiel pour tomber dans les bras de Morphée et accéder à un sommeil profond. Aujourd'hui, l'entraînement à ces techniques fait partie intégrante du quotidien de nombreux sportifs et leur permet de disposer d'autant de solutions à l'approche d'une compétition à fort enjeu.

STRESS, ANXIÉTÉ ET SOMMEIL : COMMENT BRISER CE CERCLE VICIEUX

Si stress et sommeil sont difficilement compatibles, c'est parce que le stress est d'abord et avant tout un système d'alerte, qui est donc peu conciliable avec le lâcher-prise nécessaire à l'endormissement. Le stress est, en effet, à la base une réaction de défense naturelle de notre organisme face à une menace extérieure, une réaction nécessaire à notre survie. C'est grâce au stress que nos ancêtres préhistoriques pouvaient adopter la bonne réaction face à un ennemi en approche : fuir, se cacher ou combattre.

À ce sujet, certains auteurs[3] avancent que les adaptations liées à l'entraînement sont plus grandes lorsque le stimulus d'entraînement s'apparente à l'activité de nos lointains ancêtres chasseurs-cueilleurs, c'est-à-dire à des activités à dominante aérobie (qui augmentent l'endurance cardiovasculaire), c'est-à-dire prolongées et de faible intensité, interrompues de manière périodique par des activités très intenses et de courte durée.

Ainsi, lorsque notre organisme perçoit une agression extérieure (le stimulus ou agent stresseur), notre cerveau sonne l'alerte, déclenchant des réactions physiologiques immédiates qui vont permettre au corps de réagir et de mobiliser toutes ses ressources : augmentation du rythme cardiaque, montée d'adrénaline et de cortisol (qui sont justement les hormones de l'éveil), constriction des vaisseaux sanguins... L'endocrinologue Hans Selye, aujourd'hui considéré comme l'un des premiers à avoir théorisé le stress, décrit ainsi ce syndrome général d'adaptation en trois phases : d'abord la phase d'alarme (avec les réactions physiologiques que nous venons de décrire), ensuite la phase de résistance (le sujet tente de faire face) et enfin la phase d'épuisement (si la situation stressante perdure trop longtemps).

Le problème est qu'aujourd'hui nos sources de stress sont bien différentes de celles d'autrefois. Les animaux sauvages ont disparu, tout comme les principales menaces à notre survie. Dans le même temps, le stress est devenu plus insidieux, mais aussi plus chronique. Sauf exception, notre intégrité physique n'est plus en jeu. Mais le problème est que notre organisme, lui, ne fait pas la différence : peu importe l'intensité et la nature de la menace, il déclenche les mêmes mécanismes de survie. Et si, au cours de la journée, vous êtes soumis à de multiples facteurs de stress tout en restant assis derrière votre écran d'ordinateur, la réponse est inappropriée et votre santé menacée ! Les conditions de travail, les problèmes financiers, les difficultés relationnelles, le bruit... sont autant de facteurs de stress « moderne », dont la présence est permanente. Il faut y ajouter les stresseurs ponctuels, comme les deuils, les déménagements, les examens, ou encore les compétitions et les matchs pour les sportifs.

Par ailleurs, il faut distinguer le stress et l'anxiété. Alors que le stress est une réaction d'adaptation transitoire, l'anxiété, elle, est une émotion qui perdure même une fois le facteur stressant écarté : ainsi, la personne anxieuse continue de ressentir cet état de tension et d'inquiétude, alors que la situation s'est normalisée. Ce qui peut ensuite favoriser une persistance des troubles du sommeil, qui s'installent dans la durée, engendrant une dette de sommeil. Or, l'une des stratégies pour être capable de résister au stress et optimiser ses capacités d'adaptation, c'est d'avoir un sommeil suffisant et de qualité. Mais, après plusieurs nuits de sommeil perturbé, l'endormissement peut devenir à son tour un facteur de stress : on redoute alors le moment d'aller se coucher. Un cercle vicieux préjudiciable à la bonne santé physique et mentale se met ainsi en place, avec notamment une augmentation du risque de dépression.

ÊTES-VOUS ANXIEUX ?

Faites le point sur votre niveau d'anxiété en répondant à ces 7 questions. Entourez le chiffre face à la proposition qui vous convient le mieux.

1 Je me sens tendu ou énervé.

La plupart du temps	3
Souvent	2
De temps en temps	1
Jamais	0

2 J'ai une sensation de peur comme si quelque chose d'horrible allait m'arriver.

Oui, très nettement	3
Oui, mais ce n'est pas grave	2
Un peu, mais cela ne m'inquiète pas	1
Pas du tout	0

3 Je me fais du souci.

Très souvent	3
Assez souvent	2
Occasionnellement	1
Très occasionnellement	0

4 Je peux rester tranquillement assis à ne rien faire et me sentir décontracté.

Oui, quoi qu'il arrive	0
Oui, en général	1
Rarement	2
Jamais	3

5 J'éprouve des sensations de peur et j'ai l'estomac noué.

Jamais	0
Parfois	1
Assez souvent	2
Très souvent	3

6 J'ai la bougeotte et n'arrive pas à tenir en place.

Oui, c'est tout à fait le cas	3
Un peu	2
Pas tellement	1
Pas du tout	0

7 J'éprouve des sensations soudaines de panique.

Vraiment très souvent	3
Assez souvent	2
Pas très souvent	1
Jamais	0

RÉSULTATS

Faites les comptes en additionnant vos points obtenus aux différentes questions. **Si votre score est supérieur à 10**, il y a un risque d'anxiété.

Source : Échelle HAD (Hospital Anxiety and Depression Scale)[4].

LES BONS RÉFLEXES À ADOPTER POUR SE DÉTENDRE AVANT D'ALLER SE COUCHER

Avant d'entrer dans le détail des principales méthodes utilisées par les sportifs pour se relaxer avant le coucher, voici un petit rappel des bons réflexes à mettre en place pour éviter que le stress ne vous empêche de vous endormir, par exemple la veille d'une compétition ou d'un événement important.

- Si vous avez du mal à vous endormir, dites-vous que ce n'est pas grave ! Plus facile à dire qu'à faire certes, mais sachez que de nombreuses études menées chez les sportifs ont montré que dormir mal la nuit juste avant la compétition n'a pas forcément un impact négatif sur leurs performances. Si la tâche qui vous attend est importante pour vous, votre motivation pourra compenser votre manque de sommeil. Ne stressez donc pas en vous disant que vous devez absolument trouver le sommeil pour être opérationnel le lendemain. Ces croyances et ruminations mentales sont particulièrement contre-productives. Alors détendez-vous : vous serez ainsi dans de meilleures conditions pour vous endormir. Et puis dites-vous que, le lendemain, vous pourrez toujours faire une petite sieste après le déjeuner. Une étude[5] a montré qu'une sieste de 30 minutes à cette heure-là permet d'améliorer les performances en sprint chez les athlètes ayant subi une restriction de sommeil. Certaines études[6] ont même démontré que la simple perception – négative ou positive – que vous avez de la qualité de votre sommeil suffit à prédire les performances que vous réaliserez à différents tests cognitifs le lendemain.
- Efforcez-vous de ne pas ressasser vos soucis avant de dormir. Encore une fois : plus facile à dire qu'à faire ! Mais il existe des stratégies efficaces pour limiter les ruminations, par exemple « faire diversion » en lisant, en écoutant de la musique... ou bien écrire ses pensées sur un carnet afin de ne plus les avoir en tête, en particulier si elles concernent les activités à réaliser le lendemain[7].
- Respectez les portes d'entrée du sommeil : bâillements, yeux qui se ferment, raideur dans la nuque, sensation de froid... N'attendez pas et allez au lit.
- Si le sommeil ne vient pas, inutile de rester au lit à vous tourner dans tous les sens. Levez-vous et trouvez une activité qui vous relaxe dans une ambiance

faiblement lumineuse : lire quelques pages ou écrire quelques lignes par exemple. Vous pourrez ensuite retourner au lit un peu plus détendu.

SECRETS DE CHAMPION

« Engranger du sommeil avant la course et bien respirer pour s'endormir vite. »

Armel Tripon, 49 ans, navigateur et skipper professionnel, vainqueur de la Route du Rhum 2018 en Multi 50, 11e du Vendée Globe 2020 en 84 jours.

« La gestion du sommeil est un aspect fondamental dans notre métier. C'est un outil de gestion de la performance comme un autre, qui peut être une force ou une faiblesse. Moi, j'ai la chance d'avoir naturellement un bon sommeil. Quand je suis à terre, je m'endors facilement et rapidement, en 3 à 4 minutes. Aujourd'hui, cela fait tellement de temps que je navigue que je ne sais pas si j'ai ce terrain favorable de base, ou si c'est le fait de naviguer qui m'a apporté cette facilité.
En mer, nous fonctionnons en sommeil fractionné, avec des phases de sommeil qui peuvent aller de 5-10 minutes, à des phases plus longues de 20 minutes ou parfois jusqu'à 40 minutes sur des transats. Cela dépend un peu de ce qui se passe à l'extérieur, on s'adapte à la demande du bateau. L'objectif, c'est donc de réussir à s'endormir le plus vite possible. Et pour cela, il existe des techniques. Personnellement, j'utilise la respiration ventrale qui permet, grâce aux mouvements du diaphragme, de venir chasser le stress, et de faire abstraction de ce qui se passe à l'extérieur. On atteint ainsi très vite un état de quiétude qui permet de trouver facilement le sommeil. C'est un outil fabuleux qui devrait être appris à l'école. Je l'ai d'ailleurs enseigné à mes enfants, et cela fonctionne très bien.
Pour s'endormir rapidement, il est également important de refroidir le corps. Il ne sert à rien d'aller se coucher juste après une manœuvre, car le corps est trop chaud. À terre, on peut par exemple prendre une douche ou ouvrir les fenêtres. L'environnement de sommeil a également son importance. Pour ma part, j'utilise un masque pour bloquer la lumière. Pour le bruit, c'est un

peu plus difficile de s'en préserver à bord d'un bateau, mais l'utilisation d'un casque ou de bouchons d'oreille permet de diminuer le volume sonore, de réduire l'excitation du cerveau et de gagner en calme.
Avant le départ, il y a aussi des stratégies à mettre en place. Pendant les deux à trois semaines avant le départ, j'essaie de dormir le plus possible, afin de recharger les batteries. Cela impose aussi de bien se connaître, d'identifier ses phases d'endormissement et de sommeil réparateur. Je sais par exemple qu'à 23 heures j'ai une porte du sommeil qui me permet d'être tout de suite dans un sommeil profond, et donc efficace. Je me prépare également à fractionner mon sommeil en pratiquant la sieste à la mi-journée. Pendant cette phase de préparation, je prête aussi une attention toute particulière à mon alimentation pour avoir un sommeil de qualité : je mange léger le soir, pas trop gras, et je privilégie un petit-déjeuner costaud. Tout cela me permet d'engranger un stock de sommeil, dans lequel je pourrai puiser au fur et à mesure pendant les quinze premiers jours de course. Ce genre de technique peut aussi être utilisé à terre pour se préparer à des événements importants. »

« Cultiver le détachement... »

Stéphane Houdet, 53 ans, joueur professionnel français de tennis en fauteuil roulant, porte-drapeau de l'équipe de France paralympique pour les Jeux de Tokyo 2020. Triple champion paralympique en double, médaillé d'argent en simple, champion du monde en 2012 et vainqueur de 24 tournois du Grand Chelem. Après son accident de moto en 1996, il se tourne vers le golf, avant de choisir le tennis.

« Le sommeil est le paramètre numéro 1 de la récupération. Si l'on considère la pyramide de la récupération, beaucoup se concentrent sur le haut en premier (les massages par exemple), alors qu'à la base de la pyramide on retrouve en 1 le sommeil et en 2 l'alimentation. Je suis un très gros dormeur, j'adore ça ! J'ai toujours très bien dormi, quels que soient la position et le moment. C'est un super moteur, c'est super réparateur.
Je me souviens d'une première et unique expérience difficile avec le sommeil, à l'occasion de mon premier championnat d'Europe en tant que golfeur. Je me

revois encore prendre un bain à 4 heures du matin en espérant ainsi favoriser le sommeil, je n'ai pas dormi de la nuit. Depuis, j'ai réalisé un travail sur le détachement. On se trompe en pensant "si tu deviens numéro 1, si tu gagnes telle ou telle compétition, si... alors tu obtiendras tel contrat, telle médiatisation, telle notoriété..." Mon plaisir, c'est de faire le travail pour moi-même, de progresser, de rester un enfant et de faire plein de découvertes. Même en compétition, je dors super bien. Je suis détaché du résultat. Au fil des années d'expérience, j'ai développé une philosophie selon laquelle je suis relié à la vie. Alors golfeur, en visualisant les parcours le soir, je rêvais la situation au cours de la nuit. À la suite de mon accident, en 1996, j'avais des douleurs importantes au réveil. J'écoutais alors la radio – un documentaire scientifique – sur mon lit d'hôpital et j'avais l'impression d'être dans la forêt. J'étais ainsi focalisé sur autre chose que mes douleurs et me rendormais. »

LA RÉPONSE DE RELAXATION

La recherche a montré qu'il existe un moyen simple de désactiver la réponse au stress : l'activation d'un autre processus naturel, appelé réponse de relaxation (*relaxation response* en anglais). Ce phénomène physiologique normal et nécessaire permet de ramener le corps à un état de base à la suite d'un stress particulièrement important. Alors que la réponse de stress entraîne une augmentation du rythme respiratoire, de la tension musculaire et de la fréquence cardiaque, la réponse de relaxation amène, à l'inverse, une diminution du rythme respiratoire, de la tension musculaire et de la fréquence cardiaque. Il en résulte une sensation d'apaisement et de bien-être, qui peut donc être propice au sommeil.

Ce phénomène a été décrit pour la première fois par le Dr Herbert Benson, professeur de médecine à l'université d'Harvard, au milieu des années 1970. À l'époque, il a été contacté par des personnes qui disaient être capables de diminuer leur pression sanguine grâce à la méditation. Intrigué, le Dr Benson accepta de les observer et d'analyser les changements physiologiques qui s'opéraient à la suite de leur séance de méditation. Il nota ainsi des effets importants : diminution de la fréquence cardiaque et respiratoire, diminution du métabolisme, activation du système nerveux parasympathique, apaisement de l'activité cérébrale et, à terme, baisse de la pression sanguine. Il décrivit ce processus dans son livre paru en 1975, *The Relaxation Response*[8], ainsi qu'une technique destinée à inciter le système nerveux à mettre en route cette réaction de détente.

Selon le Dr Benson, pour activer une véritable réponse de relaxation, il ne suffit pas de s'allonger dans son lit ou dans son canapé. Deux prérequis doivent en effet être présents :

1. Un point d'ancrage : par exemple répéter un mantra, fixer un point précis, répéter un mouvement, se concentrer sur sa respiration.

2. Une attitude passive face aux pensées qui vont inévitablement surgir. Il faut les remarquer, mais les laisser passer pour revenir à son point d'ancrage.

Ces deux critères se retrouvent dans de nombreuses techniques de méditation issues de diverses traditions.

LA MÉTHODE DU DR BENSON (MÉTHODE DE VISUALISATION EN SIX ÉTAPES)

- Choisissez un mot qui a du sens pour vous, comme « calme », « sérénité » ou tout autre mot qui a un effet apaisant.
- Fermez les yeux et relâchez vos muscles de la tête jusqu'aux pieds.
- Inspirez lentement par le nez.
- Tout en expirant longuement, prononcez silencieusement le mot que vous avez choisi. Laissez ce mot résonner en vous, imaginez que vous le diffusez dans tout votre corps grâce à votre souffle.
- Continuez de respirer naturellement, à votre rythme et sans forcer. Si des pensées parasites surviennent, observez-les simplement puis laissez-les s'éloigner à la manière de nuages qui passent dans le ciel. Lors de l'expiration, continuez à prononcer silencieusement le mot que vous avez choisi, tout en laissant venir à vous l'image qui le représente pour vous (calme, sérénité ou tout autre mot).
- Stoppez l'exercice lorsque vous vous sentez relaxé. Restez quelques secondes encore les yeux fermés, en état de détente, avant de revenir à vos occupations.

Le Dr Benson recommande de pratiquer cette relaxation une à deux fois par jour, en comptant entre 10 et 20 minutes par séance. Il s'agit d'une forme d'hygiène mentale. Vous pouvez bien sûr la pratiquer au moment du coucher, pour vous aider à trouver le sommeil.

QUELQUES TECHNIQUES À TESTER

Il existe aujourd'hui diverses techniques de relaxation, dont certaines sont très anciennes. Toutes ont en réalité ce même but d'activer la réponse de relaxation. On distingue ainsi les techniques visant prioritairement le corps (comme la relaxation musculaire progressive, la relaxation dynamique psychomotrice ou encore l'eutonie), et celles visant d'abord la relaxation du mental (comme l'hypnose, l'auto-hypnose, la méditation ou encore la visualisation).

LA RELAXATION MUSCULAIRE PROGRESSIVE, POUR RELÂCHER TOUTES LES TENSIONS

Parmi les techniques ciblant le corps, la relaxation musculaire progressive (RMP) consiste à prendre conscience des tensions musculaires dans son corps, en contractant puis en relâchant les différentes zones musculaires de manière résolue et systématique. Ce qui provoque une décontraction de ces mêmes muscles, et donc une détente générale propice à l'endormissement.

Elle a notamment montré son intérêt pour améliorer la qualité du sommeil pendant une sieste. Dans le cadre d'une étude[9], des chercheurs ont ainsi suivi 50 personnes en bonne santé, sans pathologie de sommeil, à qui ils ont demandé de faire une sieste de 90 minutes en début d'après-midi. Avant cette sieste, la moitié des participants a écouté un enregistrement de 10 minutes de relaxation musculaire progressive, tandis que l'autre moitié des participants a écouté un enregistrement de musique classique de durée similaire. Résultat : les participants du groupe RMP ont passé en moyenne 10 minutes de plus en sommeil lent profond comparativement au groupe contrôle. La relaxation musculaire progressive pourrait soulager le niveau de fatigue des circuits neuronaux avant la sieste, et ainsi proposer au cerveau un sommeil davantage récupérateur au cours de la sieste. Il serait aussi pertinent d'évaluer si un entraînement à cette technique peut offrir des bénéfices supérieurs et persistants dans le temps sur le sommeil.

PETIT EXERCICE DE RELAXATION MUSCULAIRE PROGRESSIVE

- Asseyez-vous dans une position confortable, dans un endroit calme, où vous ne risquez pas d'être dérangé.
- Pensez à ce que vous ressentez en ce moment. Y a-t-il des points de tension dans votre corps ? À quoi pensez-vous ? Qu'est-ce qui pourrait vous distraire ?
- Posez vos deux pieds fermement sur le sol. Placez vos mains sur vos jambes, paumes vers le haut. Si vous êtes à l'aise, fermez doucement les yeux. Essayez de vous détendre et de respirer normalement.
- Vous pouvez commencer par le sommet de la tête et contracter chaque groupe de muscles pendant 1 seconde, puis les relâcher pendant 5 secondes. Votre attention se déplace au fur et à mesure que vous progressez.
- Par exemple : tendez les muscles du visage, puis relâchez-les.
- Tendez l'arrière de la tête. Puis relâchez.
- Concentrez-vous sur l'arrière de vos paupières.
- Tendez le cou et les épaules. Puis relâchez.
- Tendez les bras. Puis relâchez.
- Concentrez-vous sur la sensation de vos mains sur vos genoux.
- Tendez les muscles de la poitrine. Puis relâchez.
- Tendez les muscles du dos. Puis relâchez.
- Tendez les abdominaux. Puis relâchez.
- Tendez les cuisses. Puis relâchez.
- Tendez les mollets. Puis relâchez.
- Tendez les pieds. Puis relâchez.
- Concentrez-vous sur les sensations sous la plante des pieds.
- Concentrez-vous sur les sons dans la pièce.
- Essayez de relâcher complètement votre attention.
- Si vous aviez les yeux fermés, ouvrez-les doucement.
- Pensez à ce que vous ressentez maintenant par rapport à avant l'exercice : ressentez-vous davantage de relaxation ?

LA TECHNIQUE DES CHAMPIONS POUR S'ENDORMIR EN 2 MINUTES CHRONO

Cette technique a été détaillée en 1981 par un entraîneur sportif américain, Lloyd « Bud » Winter, dans son livre *Relax and Win: Championship Performance in Whatever You Do.* Elle est fondée sur le relâchement musculaire, la respiration et la visualisation mentale. Elle se décompose en plusieurs étapes :

- Allongez-vous et commencez par détendre tous les muscles de votre visage. Commencez par le front, puis les yeux, les joues, la mâchoire, sans oublier la langue. Faites cela tout en vous concentrant sur votre respiration.
- Relâchez vos épaules en les abaissant le plus possible. Gardez les bras le long du corps et détendez-les jusqu'aux mains et aux doigts. Imaginez qu'une sensation de chaleur descend de votre tête et se diffuse jusque dans le bout de vos doigts. Continuez à respirer lentement.
- Inspirez et expirez. Détendez les muscles de votre torse, puis de vos jambes, en commençant par les cuisses, les mollets puis les pieds.
- Détendez vos jambes, jusqu'au bout de vos orteils. Imaginez qu'une sensation de chaleur descend de votre tête, et se diffuse jusque dans le bout de vos orteils. Continuez à respirer lentement.
- Videz votre esprit pendant 10 secondes. Imaginez-vous soit allongé dans un canoë sur un lac avec rien d'autre qu'un ciel bleu clair au-dessus de vous, soit étendu dans un hamac en velours noir dans une chambre noire. Vous devriez maintenant vous être endormi...

LA MÉDITATION, POUR ÉLOIGNER LES PENSÉES

Les techniques de méditation combinent souvent le travail mental avec des dimensions physiques comme la respiration profonde. En ciblant à la fois les pensées et les symptômes physiques du stress, elle permet d'atteindre un état de relaxation générale propice au sommeil. La méditation de pleine conscience est l'une des pratiques les plus connues, elle consiste à se concentrer sur le moment présent – «ici et maintenant» – avec un état d'esprit ouvert et sans jugement. Elle peut également intégrer un point d'ancrage pour aider à diminuer les distractions (une phrase que l'on se répète, une image visuelle, la flamme d'une bougie ou la respiration).

Elle apporte les bénéfices de la respiration calme et profonde, notamment en cas d'anxiété, et permet d'abaisser le rythme cardiaque et la tension artérielle. Elle est aussi très efficace en cas de ruminations : le fait de se concentrer sur le moment présent peut aider à penser moins souvent au passé ou à moins anticiper le futur. La méditation permet également une meilleure gestion de la douleur, ce qui peut être utile pour les personnes qui ont des difficultés à dormir en raison d'une douleur chronique.

PETITE MÉDITATION POUR VOUS RELAXER ET TROUVER LE SOMMEIL

- Installez-vous dans votre chambre, en position assise ou allongée. Éteignez toutes les sources de distraction possibles (lumières, bruits, écrans…). Placez une main sur votre poitrine et l'autre au niveau de votre nombril.
- Inspirez lentement par le nez. La main posée sur le ventre doit s'élever, tandis que la main posée sur la poitrine reste immobile (c'est le principe de la respiration ventrale).
- Expirez lentement. Répétez 10 respirations calmes et contrôlées, en veillant toujours à gonfler le ventre.
- Faites le vide dans votre esprit et concentrez-vous sur votre respiration. Si des pensées apparaissent, reconnaissez-les, puis laissez-les passer et revenez à un lieu de paix.
- Pratiquez cet exercice pendant quelques minutes, jusqu'à ce que vous vous sentiez apaisé, ou que vous vous endormiez…

LA COHÉRENCE CARDIAQUE, POUR CALMER SON SYSTÈME NERVEUX AUTONOME

De nos jours, la cohérence cardiaque est largement utilisée dans le monde du sport de haut niveau. Proche de la méditation, cette méthode de respiration a été popularisée en France par le Dr David O'Hare. Son principe est simple : les battements de notre cœur dépendent notamment des systèmes nerveux autonomes orthosympathique (ou sympathique) et parasympathique. À l'inspiration, nous stimulons le système nerveux sympathique, qui favorise l'activation. À l'inverse, lors de l'expiration, nous renforçons l'action du système nerveux parasympathique : cela favorise un état de relaxation. En prenant le contrôle de notre respiration, nous pouvons donc réguler notre système nerveux autonome, accélérer ou ralentir notre fréquence cardiaque, et donc aussi nous endormir plus rapidement.

La cohérence cardiaque se définit comme un état physiologique où la fréquence cardiaque et la respiration s'harmonisent de manière naturelle. Pour atteindre cet état de cohérence cardiaque, il est recommandé de respirer à un rythme de 6 respirations (6 cycles respiratoires, soit 6 cycles « inspiration/expiration ») par minute pendant une durée d'au moins 5 minutes. Cette fréquence respiratoire spécifique est considérée comme idéale pour activer le système nerveux parasympathique, responsable de la relaxation et de la régénération.

Les circuits de contrôle de la veille et du sommeil peuvent, par analogie, être assimilés à un interrupteur à bascule qui est stable dans ses deux états (dans l'état de veille ou dans l'état de sommeil) : une fois qu'un état est établi, il a tendance à se maintenir et à résister à la transition vers l'état opposé[10]. Cependant, dans les périodes de transition, c'est-à-dire lors de l'endormissement ou du réveil, lorsque les systèmes neuronaux de la veille et du sommeil sont actifs en même temps, l'interrupteur est instable ; le système le plus rapidement actif prendra alors le dessus sur l'autre, établissant un état de veille ou de sommeil.

Au cours des une à deux heures qui précèdent l'endormissement, une « détente cérébrale » peut être favorisée. Il s'agit d'adopter un ou plusieurs comportements susceptibles de modifier l'activité du cerveau, afin de passer progressivement d'une activité électrique cérébrale fréquente et peu ample, caractéristique de l'éveil, à une activité ample et peu fréquente, caractéristique du sommeil lent profond.

La cohérence cardiaque est une stratégie, parmi d'autres, susceptible d'« activer l'interrupteur » du sommeil. Deux études ont notamment démontré ses bienfaits sur le sommeil. La première[11], menée chez des jeunes en bonne santé, âgés en moyenne de 22 ans, a montré qu'un protocole de respiration (inspiration pendant 4,5 secondes, expiration pendant 5,5 secondes) durant 15 minutes chaque soir pendant 30 jours, via l'utilisation d'une application sur smartphone, permet d'augmenter la qualité du sommeil. Une autre étude[12], menée sur de jeunes insomniaques, montre qu'un protocole de respiration fondé sur 3 secondes d'inspiration et 7 secondes d'expiration durant 20 minutes diminue la latence d'endormissement, le nombre de réveils pendant la nuit, la durée d'éveil intra-sommeil et augmente l'efficacité du sommeil.

LA COHÉRENCE CARDIAQUE EN PRATIQUE

- Installez-vous confortablement, par exemple sur le dos.
- Respirez consciemment au rythme de 6 cycles de respiration par minute (soit 10 secondes par cycle) en adoptant une respiration lente, ample, régulière et abdominale.
- L'expiration doit être légèrement plus longue que l'inspiration, soit, pour chaque cycle, environ 4 secondes pour l'inspiration et environ 5 secondes pour l'expiration.

LE YOGA NIDRA, OU LES BIENFAITS DU « SOMMEIL CONSCIENT »

Le yoga nidra est un type de yoga méditatif qui a deux avantages principaux pour le sommeil (d'ailleurs, le sanskrit *nidra* signifie « sommeil » en français). D'abord, il facilite le sommeil en créant un état de relaxation profonde à mi-chemin entre l'éveil et le sommeil, et en calmant le système nerveux. De plus, il induit un état de conscience proche du sommeil avec un ralentissement des ondes cérébrales. On peut en quelque sorte dire que le corps est endormi tandis que l'esprit reste conscient : c'est un « état de sommeil conscient » comme le décrivent certains auteurs[13].

Pour atteindre cet état, le yoga nidra se pratique dans la posture dite *savasana* (prononcez « shavasana »), une position allongée sur le dos qui invite à une relaxation totale. On utilise des techniques de respiration, de visualisation et de détente musculaire. Quelques rares études menées sur les bienfaits du yoga nidra suggèrent qu'il pourrait améliorer la qualité du sommeil et la latence d'endormissement[14]. En réduisant l'activité du système nerveux sympathique (qui favorise la réponse au stress) et en augmentant celle du système nerveux parasympathique (qui restaure l'organisme), le yoga nidra peut détendre le corps et augmenter le temps passé en sommeil profond. Pour certains auteurs, une heure de yoga nidra serait aussi réparatrice que 4 heures de sommeil[15].

Les supposés bienfaits du yoga nidra amènent à suggérer le développement à grande échelle de cette pratique chez les sportifs[16]. « Si les athlètes ont besoin de plus de sommeil que les non-sportifs pour récupérer des exigences de l'entraînement et de la compétition, le manque de sommeil est assez fréquent chez eux. Le yoga nidra pourrait améliorer la qualité du sommeil [...] et aider les athlètes à faire face au manque de sommeil [...]. D'un point de vue pratique, on pourrait suggérer aux athlètes d'adopter régulièrement le yoga nidra comme stratégie de récupération à l'entraînement ou en compétition [...]. Cette pratique peut servir, pendant les périodes de repos, de stratégie de récupération non seulement physique, mais aussi mentale pour récupérer de plusieurs séances d'entraînement en une seule journée ou de compétitions condensées sur plusieurs semaines. »

LA FLOTTAISON, POUR UNE RELAXATION EXTRÊME

La flottaison est une technique de relaxation lancée dans les années 1980, et utilisée d'abord par certaines équipes professionnelles de football américain et de baseball. Elle est aujourd'hui prisée par de nombreux sportifs de haut niveau, à l'instar du tennisman Novak Djokovic.

Elle consiste à s'immerger dans un bassin rempli d'eau chauffée à une température proche de celle du corps et saturée en sulfate de magnésium (sels d'Epsom). Cette eau permet de flotter sans effort, puisque la gravité est réduite de 80 %. Par ailleurs, l'organisme bénéficie de la richesse en minéraux de ce sel, composé de soufre et de magnésium. Le sel d'Epsom est utilisé depuis des siècles pour soulager les douleurs articulaires et musculaires, et pour atténuer les problèmes cutanés. Notons au passage que la carence en magnésium peut entraîner des troubles du sommeil. L'apesanteur, qui peut permettre de soulager les douleurs, offre par ailleurs un espace propice à la relaxation, rendue également possible grâce à l'isolation sensorielle. Isolé des stimuli extérieurs, le cerveau peut alors atteindre un état proche de l'état méditatif.

La flottaison présente de nombreux bienfaits : diminution des douleurs chroniques, diminution du stress, amélioration des performances cognitives, mais aussi réduction de la fatigue et amélioration des problèmes d'insomnies. Une étude suédoise de 2007[17] a montré l'intérêt de la technique dans la réduction du stress, de l'anxiété, de la dépression et de la sensation de douleur, notamment grâce à une amélioration du sommeil. Une étude[18] menée sur 60 sportifs de haut niveau (28 hommes, 32 femmes) de neuf disciplines différentes a montré qu'une seule séance de flottaison a permis d'améliorer leur état d'esprit et de réduire la douleur musculaire. De plus, la combinaison de la flottaison et de la sieste peut apporter des avantages supplémentaires comparativement à l'usage exclusif de la sieste. Une méta-analyse[19] portant sur neuf études a, elle, montré que cette méthode a des effets bénéfiques sur le sommeil. Dans deux études, les effets se sont maintenus 4 ou 6 mois après le traitement. La méthodologie de ces études est cependant de faible qualité ; d'autres recherches sont nécessaires pour vérifier ces bénéfices. Il est aujourd'hui possible de profiter des bienfaits de la flottaison dans des centres présents dans certaines villes de France.

LES THÉRAPIES COGNITIVO-COMPORTEMENTALES (TCC), POUR SE RÉCONCILIER AVEC LE SOMMEIL

La thérapie cognitivo-comportementale de l'insomnie (TCCI) est aujourd'hui recommandée par la Haute Autorité de santé comme traitement de première ligne pour les adultes souffrant de troubles du sommeil[20]. Elle est aussi utilisée par un certain nombre de sportifs de haut niveau.

La TCC est une approche thérapeutique qui vise à remplacer les comportements inadaptés par d'autres comportements plus adaptés. C'est une forme de thérapie brève, qui permet d'obtenir en quelques semaines des résultats concrets et durables. Elle a été développée dans les années 1960 par le psychologue Albert Ellis et le psychiatre Aaron Beck. Selon eux, les troubles psychologiques proviennent de pensées irrationnelles et de croyances fausses qui nous amènent à traiter de manière négative ce qui nous arrive. En restructurant le volet cognitif et comportemental du problème, on peut donc s'en débarrasser. Cette approche peut ainsi traiter de nombreux troubles, en particulier les phobies, les troubles anxieux, les troubles de l'humeur ou encore les troubles du sommeil.

Appliquée à l'insomnie, elle consiste à s'attaquer aux causes de l'insomnie afin de rétablir des cycles de veille/sommeil plus stables, de diminuer, voire de supprimer les éveils nocturnes et d'améliorer la latence d'endormissement. Les problèmes de sommeil peuvent en effet être liés à un état d'insécurité intérieure, à une angoisse de se détacher du monde extérieur, à une crainte de se retrouver face à soi-même ou même à la peur de la mort.

Comme son nom l'indique, la TCC repose sur deux axes : l'axe comportemental et l'axe cognitif. Dans le cadre des troubles du sommeil, la tenue d'un agenda du sommeil permet de prendre conscience de sa problématique, et des comportements associés. L'axe cognitif, lui, permet de faire le point sur les croyances et les idées reçues sur le sommeil, afin d'atténuer les angoisses.

Un ensemble de croyances, souvent fausses, sont en effet véhiculées autour du sommeil[21]. Les chercheurs ont ainsi identifié les 22 mythes les plus courants sur le sommeil, et les ont classés en six catégories : durée du sommeil ; moment du sommeil ; comportements pendant le sommeil ; comportements diurnes liés au sommeil ; comportements avant le sommeil ; et fonction cérébrale et sommeil. Voici quelques exemples de ces fausses idées sur le sommeil : le fait de pouvoir s'endormir « n'importe quand, n'importe où » est le signe d'un bon sommeil ; de nombreux adultes n'ont besoin que de 5 heures de sommeil ou moins pour rester en bonne santé ; notre cerveau et notre corps peuvent apprendre à fonctionner avec moins de sommeil ; les adultes dorment plus en vieillissant ; rester au lit les yeux fermés est presque aussi récupérateur que de dormir ; regarder la télévision au lit est un bon moyen de se détendre avant de dormir ; se souvenir de ses rêves est le signe d'une bonne nuit de sommeil, etc. Et vous, quelles sont vos croyances vis-à-vis du sommeil ?

Parmi les différentes techniques utilisées, le contrôle du stimulus est indiqué si vous êtes angoissé à l'idée d'aller vous coucher et de mal dormir (c'est ce que l'on appelle la somniphobie, ou l'anxiété du sommeil).

LUTTEZ CONTRE L'ANXIÉTÉ DU SOMMEIL

L'objectif est de se défaire de cette association d'idées, qui mêle angoisse et sommeil, afin d'en créer une plus vertueuse en renforçant le lien entre le lit/la chambre à coucher et un sommeil de qualité. Voici comment faire.

- Réservez votre lit et votre chambre au sommeil (et aux activités sexuelles), afin de ne plus les associer aux activités d'éveil. En pratique, toutes les activités comme regarder la télévision, travailler, téléphoner, manger... doivent se faire hors de la chambre.
- Une heure environ avant le coucher, installez un sas de transition entre l'éveil et le sommeil en mettant en place une routine de coucher (voir page suivante).
- Mettez-vous au lit dès que vous commencez à éprouver des signes de somnolence : c'est la clé pour un endormissement rapide.
- Si vous ne réussissez pas à vous endormir dans les 20 à 30 minutes, levez-vous et allez dans une autre pièce. Allumez uniquement des lumières douces, tamisées et pratiquez une activité relaxante (lecture, écoute de musique douce par exemple). Quand vous commencez à somnoler, retournez vous coucher. Répétez ce rituel à chaque fois que vous vous réveillez dans la nuit, et que vous n'arrivez pas à vous rendormir.
- Ne restez pas focalisé sur le besoin de vous endormir à tout prix, car c'est le meilleur moyen de ne pas y arriver !
- Levez-vous à la même heure tous les jours, quels que soient votre heure de coucher et le déroulement de votre nuit. Pour ce faire, utilisez un réveil le plus discret possible dans votre chambre et sans affichage lumineux.
- Si vous faites une sieste dans la journée, limitez-vous à 30 minutes maximum.

L'ASMR POUR MIEUX DORMIR ?

L'ASMR (*autonomous sensory meridian response*, ou « réponse sensorielle autonome culminante ») décrit une sensation de relaxation profonde associée à des picotements ou frissons au niveau du cuir chevelu, du crâne, du cou ou des zones périphériques (bras, jambes), en réponse à un stimulus visuel, auditif, olfactif ou cognitif. Une personne sur cinq serait capable de l'expérimenter.

Ce phénomène, connu depuis longtemps, a été popularisé au début des années 2010 grâce aux vidéos sur Internet. Les déclencheurs varient d'une personne à l'autre : il peut s'agir de sons (voix douces, bruits de balayage, tapotements, froissements, son d'un liquide qui coule…), d'images, d'interactions interpersonnelles (le toucher, les massages, les caresses, les contacts visuels avec une autre personne…) ou encore un mélange de plusieurs éléments. Si de nombreuses personnes déclarent que l'ASMR leur permet de gérer des problèmes tels que la dépression, l'anxiété et les douleurs chroniques, ou encore les aide à s'endormir, il y a peu de travaux sur ce phénomène.

Selon une étude, l'ASMR est capable de réduire les niveaux d'anxiété et de stress[22] et peut favoriser le sommeil en empêchant le ressassement des pensées stressantes au moment du coucher. Elle semble également améliorer l'humeur, ce qui peut contribuer à atténuer les difficultés de sommeil chez les personnes souffrant de dépression. À vous de tester !

Rappelons aussi que la routine du soir est essentielle à un bon sommeil. En effet, comme nous l'avons maintes fois évoqué tout au long de ce livre, le sommeil se prépare avant le coucher notamment en soignant son alimentation, son environnement, son lit, etc. D'où, aussi, l'importance du rituel du soir, qui ne concerne pas uniquement les enfants. Ce rituel permet de créer un sas de décompression nécessaire entre les activités stimulantes de la journée, et la phase de repos puis de sommeil. Il permet aussi de signifier à votre corps et à votre cerveau que l'heure du coucher approche, ce qui facilite l'endormissement et l'obtention d'un sommeil de qualité.

LE SPORT, ALLIÉ DU SOMMEIL ?

La pratique régulière d'une activité physique a de nombreux effets bénéfiques sur la santé, y compris sur le sommeil. De manière générale, elle facilite l'endormissement et le sommeil lent profond. D'où l'importance d'une activité régulière en journée, de préférence à la lumière extérieure. L'OMS recommande ainsi de pratiquer 30 minutes d'exercice d'intensité modérée à élevée, au moins cinq jours par semaine.

Mais les liens entre sport et sommeil sont plus complexes. Les bénéfices du sport sur le sommeil dépendent en réalité de nombreux facteurs : type d'exercice réalisé, intensité, moment de la journée où il est effectué... Ainsi, comme on l'a vu, la pratique d'un sport de haut niveau, synonyme d'une charge d'entraînement importante et de rythmes de vie particulièrement denses, alliée à divers facteurs de stress spécifiques au sport, peut perturber le sommeil.

En règle générale, on déconseille de faire du sport en fin de journée, parce que cela entraîne un éveil susceptible de perturber le sommeil. Mais une étude récente réalisée par des chercheurs de l'Inserm[23] montre qu'une activité physique modérée pratiquée une heure avant l'endormissement n'affecte que légèrement l'efficacité du sommeil. Les chercheurs ont ainsi demandé à des jeunes adultes en bonne santé de pédaler 30 minutes à une intensité modérée, de pédaler pendant la même durée mais de façon plus intense et de manière intermittente, ou enfin de rester inactifs (contrôle). Tous les volontaires ont effectué une fois chaque tâche, à sept jours d'intervalle. Les analyses ont montré une augmentation du taux de cortisol après l'activité physique, ainsi qu'une modification de l'activité corticale suggérant effectivement une activité cérébrale plus importante. Toutefois, l'efficacité du sommeil a été très peu modifiée, de l'ordre de 1,5 %.

Les chercheurs en ont conclu qu'il n'y a aucune raison de ne pas faire de sport le soir si c'est le seul moment disponible dans la journée. Ils précisent également que ces analyses doivent être approfondies, notamment pour étudier d'autres populations, plus âgées, avec des troubles du sommeil ou encore atteintes de certaines maladies. En attendant, et je tiens à le rappeler, vous serez toujours gagnant à long terme, pour la qualité de votre sommeil et votre santé en général, à pratiquer une activité physique de manière régulière, même si cette activité est réalisée en fin de journée, voire tard le soir !

CHAPITRE 7

QUELQUES COUPS DE POUCE ÉVENTUELS…

Pour bien dormir, il est important de soigner son hygiène de sommeil. Comme nous l'avons vu dans les pages précédentes, cela implique l'adoption d'un certain nombre de bons comportements, que ce soit dans le domaine de l'alimentation, de l'environnement de sommeil, de la gestion du stress… Dans le monde du sport de haut niveau, cette mise en place nécessaire d'une hygiène de sommeil globale se double généralement d'autres stratégies « coups de pouce ». Découvrez comment elles peuvent vous aider, vous aussi, à améliorer votre sommeil et votre récupération.

S'ENTRAÎNER À LA PRIVATION DE SOMMEIL OU STOCKER DU SOMMEIL ?

Peut-on s'entraîner à la privation de sommeil, afin d'en ressentir moins les effets lorsqu'on y est confronté, par exemple lors d'une course à la voile en solitaire, ou d'une course d'ultra-trail, qui dure plusieurs jours ? Dans certains sports, notamment dans les disciplines d'ultra-endurance, cette stratégie existe.

Dans le cadre d'une étude de cas[1], des chercheurs ont évalué l'intérêt d'une répétition intermittente de privation de sommeil au cours des semaines précédant la réalisation d'une épreuve d'ultra-endurance, à savoir une nuit avec privation de sommeil chaque dimanche durant six semaines. Avant puis après cette phase d'entraînement, le coureur participant à cette étude a réalisé un test de course de cinq jours consécutifs, à raison de deux heures de course à intensité constante, avec une privation de sommeil sur la première et la troisième nuit. Diverses variables physiologiques et psychologiques étaient mesurées au cours des cinq jours de course. Le niveau de somnolence était notamment évalué par l'*alpha attenuation test*[2], une mesure objective de la somnolence sur la base d'une électroencéphalographie de 12 minutes yeux clos yeux ouverts, et de manière subjective par l'échelle d'Epworth (voir p. 65). L'analyse des données montre des effets bénéfiques de l'entraînement à la privation de sommeil, avec une réduction de la somnolence et de l'effort mental perçu. Bien que des études complémentaires soient requises, une seule étude de cas présentant en effet un très faible niveau d'évidence scientifique, l'entraînement à la privation de sommeil pourrait être une bonne stratégie de préparation pour les coureurs d'ultra-endurance ou les navigateurs avant une course en solitaire par exemple.

Attention cependant, car cette stratégie est à manier avec la plus grande précaution. En effet, si elle permet de se familiariser avec la sensation de manque de sommeil, elle ne permet pas de devenir plus « résistant » au manque de sommeil. On ne peut pas s'entraîner au manque de sommeil comme on se muscle en soulevant des haltères de plus en plus lourds. Le sommeil reste un besoin vital avec des recommandations à honorer le plus souvent possible. Cette stratégie peut donc être utile de manière ponctuelle, et dans certaines disciplines, mais elle n'est pas recommandée pour le grand public.

Il existe en revanche une autre stratégie beaucoup plus largement utilisée par les sportifs de haut niveau, notamment avant les déplacements ou les matchs tardifs : celle de l'extension de sommeil, aussi appelée *sleep banking*. Il existe aussi bien davantage de preuves scientifiques quant à l'intérêt de cette méthode comparativement à l'entraînement au manque de sommeil. Ici, il s'agit de « stocker » du sommeil en amont d'une restriction de sommeil anticipée. Les chercheurs étudient cette stratégie depuis des décennies et ont constaté qu'en général une heure de sommeil supplémentaire par nuit pendant une semaine permet d'améliorer les fonctions cognitives et les performances. Cela aurait également un effet positif sur les performances pendant les périodes de restriction de sommeil qui surviennent immédiatement après.

Dans le cadre d'une étude, des chercheurs de Stanford[3] ont demandé à des basketteurs universitaires américains de passer plus de temps au lit. En pratique, les participants avaient pour simple consigne de passer un minimum de 10 heures au lit chaque nuit pendant 5 à 7 semaines. Leur durée de sommeil effectif, évaluée au moyen d'une montre actimètre, est passée en moyenne de

6 h 40 au début de l'expérience à près de 8 h 30 au cours de la phase d'extension de sommeil. Avec pour conséquence de multiples retombées positives sur leur performance (amélioration du temps de réaction, de la vitesse en sprint, de la performance au lancer franc et au tir à 3 points) et leur niveau de bien-être (avec notamment une diminution du niveau de fatigue).

Dans une autre étude[4], les chercheurs ont évalué les effets d'une telle stratégie d'extension de sommeil sur la performance psychomotrice et le niveau de vigilance. Ils ont divisé les participants en deux groupes et soumis un des deux groupes à une extension de sommeil (10 heures au lit pendant une semaine seulement). Le deuxième groupe, lui, avait pour consigne de maintenir le temps habituel passé au lit. Ils ont ensuite soumis les participants des deux groupes à une période de restriction de sommeil (3 heures passées au lit durant 7 jours) puis à une période de récupération (8 heures au lit durant 5 jours). Le niveau de vigilance des participants a été mesuré grâce au *Psychomotor Vigilance Task* (PVT), un test sur écran au cours duquel il s'agit de répondre le plus rapidement possible à un stimulus visuel. Résultat : les performances à ce test étaient dégradées chez les personnes n'ayant pas bénéficié de l'extension de sommeil par rapport à celles en ayant bénéficié. De plus, au cours de la période de récupération, la performance au PVT était plus rapidement récupérée dans le groupe ayant bénéficié de l'extension de sommeil préalable.

Une extension de sommeil bien réalisée présenterait ainsi des bénéfices au cours d'une période de restriction de sommeil subséquente, et aussi au cours de la période de récupération suivante. Une telle stratégie serait particulièrement bénéfique pour le sportif de haut niveau, par exemple en anticipation d'un voyage avec décalage horaire pour se rendre sur le lieu d'une compétition, de surcroît s'il y a un haut niveau de stress pré-compétitif, ou encore pour le navigateur en solitaire avant une course au large de plusieurs semaines. Cette stratégie pourrait aussi vous être particulièrement utile en amont d'un voyage d'affaires à l'étranger, par exemple, au cours duquel vous aurez besoin de toute votre vigilance lors de réunions importantes qui peuvent se tenir dans une langue étrangère… ou tout simplement afin de profiter au maximum de la destination si vous voyagez pour vos vacances !

En pratique, cette stratégie n'est pas toujours conciliable avec des obligations professionnelles ou familiales. De plus, les différentes études menées sur ses bienfaits ne déterminent pas précisément si les effets obtenus résultent de l'extension de sommeil elle-même ou plutôt d'un remboursement d'une dette de sommeil préexistante. Mais cette méthode demeure très simple à mettre en place sur une courte durée avec de potentiels effets bénéfiques en seulement une semaine, et sans aucun effet indésirable ! Alors, pourquoi ne pas la tester ?

FAIRE LA SIESTE COMME LES CHAMPIONS

La sieste est aujourd'hui une pratique courante chez les sportifs de haut niveau. Différentes études ont montré qu'elle peut permettre de compenser les effets néfastes d'un manque de sommeil, notamment en termes d'amélioration des performances et de réduction du stress. Elle peut aussi permettre d'améliorer son temps de réaction, et la prise de décision.

Une étude menée sur 10 hommes jeunes en bonne santé[5] indique ainsi qu'une sieste après le déjeuner améliore la vigilance et certains aspects de la performance mentale et physique à la suite d'un manque de sommeil. Une autre étude menée sur un groupe de 13 karatékas[6] avance que ceux qui font une sieste de 30 minutes après le repas obtiennent de meilleurs résultats aux tests de vigilance et aux tests visuels, améliorent leur temps de réaction, et surtout sont plus performants à des tests spécifiques à la pratique du karaté (sauf pour un exercice, le *squat jump*).

Une revue[7], menée sur 21 études, montre qu'une courte sieste (moins de 30 minutes) réalisée en début d'après-midi a des effets importants sur la performance en endurance, en particulier à l'issue d'une privation de sommeil, mais probablement aussi à l'issue d'une nuit de sommeil nocturne normale (au moins 7 heures).

Dans l'ensemble, une majorité d'études montrent l'intérêt de la sieste pour l'exécution de diverses tâches cognitives. Son effet bénéfique sur le niveau de vigilance est probablement lié à la réduction de la pression de sommeil permise par la sieste, et ce même dans le cas d'un sommeil normal la nuit précédente. Il semble aussi que la quantité de sommeil lent profond obtenue au cours de la sieste détermine l'ampleur des bénéfices de la sieste sur la cognition et le niveau de vigilance : ainsi, une courte sieste (15 à 30 minutes) comprendrait 2 à 11 minutes de sommeil lent profond, et une sieste de 60 à 90 minutes comprendrait entre 13 et 16 minutes de sommeil lent profond.

D'un point de vue physiologique, la sieste permet de lever transitoirement la pression de sommeil liée à l'accumulation d'adénosine dans le cerveau (voir p. 63). À condition que la durée de la sieste soit appropriée et que vous la réalisiez au bon moment. La période idéale se situe entre 13 heures (juste après le déjeuner) et 16 heures, cette période correspondant à un creux de vigilance qui est en lien avec une diminution de la température corporelle. D'ailleurs, le mot « sieste » vient du latin *sexta (hora)*, c'est-à-dire « sixième heure » (après le réveil). Et, de manière logique, les chronotypes (voir p. 24) du matin réaliseront en général leur sieste plus tôt que les chronotypes du soir.

Une méta-analyse[8] montre également que la sieste a un effet bénéfique important sur l'amélioration de la performance physique de sportifs et de jeunes hommes actifs, y compris lorsqu'elle est réalisée après une nuit normale de sommeil. Une amélioration modérée de la performance cognitive et une réduction de la fatigue perçue après une activité sportive sont également observées.

Les siestes sont un moyen de récupération particulièrement utilisé dans le monde de la voile. Les navigateurs en solitaire étant dans l'impossibilité de faire des nuits complètes, ils dorment quand ils le peuvent. Ils utilisent pour cela deux grandes techniques de sieste :

- Les siestes dites « flash », qui durent de quelques secondes à moins de 5 minutes. Dans ce cas, et notamment en situation de dette de sommeil, le dormeur accède très vite au sommeil lent léger, ce qui permet de « rafraîchir » le cerveau. D'où l'importance de l'entraînement à la sieste. Pour la pratiquer, fermez les yeux quelques instants et laissez-vous guider, par exemple, par une application proposant un exercice de respiration ou de cohérence cardiaque. Ces siestes flash peuvent être pratiquées à tout moment de la journée, et même plusieurs fois par jour. Elles sont idéales pour « recharger » les batteries.
- Les siestes dites « du navigateur » ou micro-sieste, d'une durée moyenne de 20 minutes (entre 10 et 35 minutes). Elles sont très utiles, car elles permettent de diminuer le stress et boostent le système immunitaire. Il s'agit ici de s'endormir, mais, attention, il faut veiller à ce qu'elles ne soient pas trop longues, car au-delà de cette durée le risque est d'entrer dans un sommeil lent profond, ce qui rend plus compliqué le réveil et la reprise des activités, et occasionne une sensation de fatigue. C'est ce qu'on appelle

l'inertie de sommeil. L'idéal est donc de programmer son réveil. Et sachez que, même si vous ne vous endormez pas, ce moment de relaxation est récupérateur. Vous pouvez aussi avoir l'impression de ne pas dormir parce que vous entendez encore des bruits autour de vous, alors qu'en réalité si l'activité de votre cerveau était enregistrée, on pourrait constater que quelques minutes de sommeil, certes léger, sont présentes.

- Enfin, il existe un troisième type de sieste, la sieste dite « royale ». Celle-ci couvre un cycle de sommeil entier, soit 1 h 30 environ. Elle peut être par exemple pratiquée le week-end pour rattraper la dette de sommeil de la semaine. Programmez-la en début d'après-midi, juste après le déjeuner, pour ne pas perturber votre endormissement du soir.

FAIRE UNE MICRO-SIESTE : MODE D'EMPLOI

Pour vous endormir rapidement :

- Commencez par bien choisir votre moment. Le créneau idéal : après le déjeuner, entre 13 et 16 heures maximum, en fonction de votre chronotype.
- Installez-vous confortablement dans un endroit calme. Fermez les yeux puis respirez profondément en vous concentrant sur votre respiration. Respirez calmement en gonflant le ventre à l'inspiration et en le dégonflant à l'expiration. Relâchez chaque partie de votre corps, en les passant en revue les unes après les autres.
- Faites le vide dans votre tête. Essayez de ne plus penser à rien. Pour cela, visualisez une pièce sombre, sans aucune lumière. Et, toujours en gardant les yeux fermés, regardez au loin. Vous devriez maintenant vous endormir.
- Pour vous réveiller en pleine forme :
- Avant d'ouvrir les yeux, inspirez profondément. Puis commencez par bouger tout doucement vos extrémités : doigts, mains, orteils, pieds…
- Inspirez à nouveau profondément et, tout en gardant les yeux fermés, étirez-vous : jambes, bras puis l'ensemble du corps.
- Vous êtes maintenant prêt à ouvrir les yeux. Observez un point de votre environnement, et fixez-le quelques secondes.
- Levez-vous tranquillement.

L'astuce en + : avant de faire votre micro-sieste, buvez un café. La caféine agissant relativement lentement sur votre cerveau, avec un pic de concentration constaté environ une heure après l'ingestion, elle provoquera votre réveil et pourrait limiter l'inertie de sommeil à l'issue de votre sieste. En d'autres termes, non seulement vous serez reposé, mais en plus vous vous réveillerez immédiatement d'attaque : c'est le fameux « nappucino » – contraction de *nap* (« sieste » en français) et de « cappuccino » !

SECRETS DE CHAMPION

« Aller tôt au lit et faire la sieste. »

Yann Schrub, 28 ans, champion d'Europe 2023 de cross-country (et étudiant en 8e année de médecine).

« Le sommeil est un des piliers de la réussite sportive, avec la nutrition et l'hydratation que j'estime assez facilement gérables, et l'entraînement qui est suivi par les coaches. Le sommeil reste un domaine compliqué pour moi aujourd'hui. En stage d'entraînement, l'environnement non habituel (bruit, lumière, literie), l'entraînement particulièrement important, source de douleurs et de fatigue musculaire, et l'anticipation par rapport au programme du lendemain perturbent la qualité de mon sommeil. Parmi les stratégies que je mets en place : aller tôt au lit. Au cours de mes études, il m'arrivait de rêver des examens et des cours. J'étais aussi adepte d'une sieste sur la table de la bibliothèque tandis que je pratique aujourd'hui la sieste pour récupérer avant le deuxième entraînement de la journée. J'estime que réviser pour les examens en état de fatigue est plus difficile que de s'entraîner en état de fatigue, le sommeil est tellement important pour la mémoire et la performance cognitive ! »

« Faire des siestes de 20 minutes le plus régulièrement possible. »

Jean Galfione, 53 ans, champion olympique du saut à la perche aux Jeux olympiques d'Atlanta 1996. Depuis 2005, il se consacre à la voile.

« Le sommeil est essentiel, c'est une des clés de la récupération. Je considère que le meilleur régulateur pour trouver un bon sommeil, c'est l'activité physique. On sait ainsi pourquoi on dort. Soumis en tant qu'athlète à de rudes séances de travail et d'entraînement, j'étais conduit à un tel niveau d'épuisement que je m'endormais dès que je me sentais fatigué. Je pouvais même dormir en déplacement, dans un aéroport sur un banc, ou dans un train. J'avais aussi intégré les siestes dans ma préparation, des siestes de 20 minutes que je faisais le plus régulièrement possible, en particulier dans

les périodes foncières avec un entraînement biquotidien. C'était un plaisir ! Cependant, il m'arrivait de ne pas trouver le sommeil, notamment en périodes d'entraînements intensifs. Il n'y a alors rien de pire que de se tourner, et de se retourner dans son lit : cela crée de l'angoisse et on perd un "jus" fou. Dans ces cas-là, je me lève, je marche, je vais boire un verre, éventuellement je lis ou écris jusqu'à ce que le sommeil m'appelle.
En mer, le sommeil est plutôt une histoire d'expérience. Pour l'anecdote, en mer, on ne dit pas "Je vais me coucher", comme sur la terre ferme, mais "Je vais m'allonger". Les notions d'alternance du jour et de la nuit, de lit, de repas n'existent pas : on vit au rythme de l'avancée du bateau. La situation la plus difficile pour dormir est d'ailleurs l'absence de vent. Au début d'une course, je note mes temps de sommeil – entre 10 minutes et 1 heure, voire 1 h 30 maximum – afin d'avoir au minimum 6 heures de sommeil sur 24 heures puis, au bout de 3-4 jours de course, je me règle sur cette quantité de sommeil que j'essaie de garder jusqu'à la fin de la course. Le sommeil est si important pour la vigilance, la prise de décision à bord. J'ai aussi remarqué qu'on apprend à moins dormir, il est possible de faire une nuit blanche et de fonctionner presque normalement le lendemain. »

SOMNIFÈRES ET MÉLATONINE : BONNE OU MAUVAISE IDÉE ?

Quand on dort mal, la tentation peut être grande de se tourner vers les somnifères et autres produits favorisant le sommeil. Dans le sport de haut niveau, ces produits sont très prisés, en particulier chez les sportifs qui voyagent très régulièrement. Certains somnifères peuvent aussi être détournés de leur usage premier. Par exemple, pris à très forte dose, le Stilnox®, qui est à la base un puissant hypnotique, agit alors comme un excitant.

Outre les potentiels effets addictifs des somnifères, rappelons qu'ils ne peuvent être pris que de façon ponctuelle, pour le traitement des insomnies aiguës et non pour les insomnies chroniques. Ainsi, la Haute Autorité de santé a estimé que le rapport bénéfices/risques de leur utilisation est faible à court terme et insuffisant au-delà de quatre semaines, y compris dans l'insomnie aiguë. Leur usage est donc limité à 28 jours maximum. Si ces médicaments sont efficaces, il est important de respecter certaines règles de prudence. En effet, ils peuvent provoquer une accoutumance (besoin d'augmenter les doses pour maintenir l'effet), voire une dépendance (impossible de s'en passer). D'où l'importance de respecter la dose prescrite, et de limiter la durée du traitement.

Par ailleurs, ces médicaments présentent des effets secondaires, avec un risque de baisse de vigilance. À l'arrêt du traitement, il existe un risque de rebond, c'est-à-dire un risque d'exacerbation des symptômes pendant un à deux jours, et de réactions de sevrage (insomnies, anxiété, agitation...).

Quant aux compléments alimentaires à base de mélatonine, ils bénéficient, depuis quelques années, d'un intérêt croissant de la part des Français. Pour rappel, la mélatonine est une molécule naturellement présente dans l'organisme et sécrétée par le cerveau en début de soirée pour favoriser l'endormissement. Elle participe également à la bonne synchronisation de l'horloge biologique. Selon l'Anses (Agence nationale de sécurité sanitaire de l'alimentation, de l'environnement et du travail)[9], 1,4 million de boîtes de comprimés de mélatonine ou de spécialités en contenant seraient vendues par an. En France, la réglementation autorise la commercialisation de compléments alimentaires apportant moins de 2 milligrammes de mélatonine par jour. Mais contrairement à ce que les publicités pour ces produits avancent, la mélatonine sous forme de compléments n'est pas la solution miracle.

Par ailleurs, elle présente de potentiels effets secondaires qui ne sont pas négligeables : céphalées, migraines, vertiges, somnolence, nausées, vomissements, cauchemars, irritabilité... En 2018, l'Anses a également souligné que la consommation de mélatonine doit être évitée ou soumise à l'avis d'un médecin chez les femmes enceintes ou allaitantes, les enfants et les adolescents, les personnes qui souffrent de maladies inflammatoires, auto-immunes, d'épilepsie, d'asthme, de troubles de l'humeur, du comportement ou de la personnalité, ainsi que chez les personnes qui doivent réaliser une activité nécessitant une vigilance soutenue pour lesquelles une somnolence pourrait poser un problème de sécurité.

En conclusion, retenez que la prise régulière de mélatonine est donc déconseillée. Cette molécule devrait être éventuellement utilisée dans certains cas précis, et sur prescription d'un médecin du sommeil : gestion du décalage horaire, troubles de l'horloge biologique, retards de phase.

SECRETS DE CHAMPION

« Mélatonine et jus de cerise. »

Marine Johannès, 29 ans, joueuse de l'équipe de France de basketball (elle évolue à la fois dans le championnat français et dans le championnat américain WNBA pour l'équipe des Liberty de New York).

« Aux États-Unis, je n'hésite pas à prendre de la mélatonine, en particulier après les matchs, car il y a beaucoup d'excitation, en plus du décalage horaire à gérer. Nous pouvons être à l'ouest le lundi, à l'est le mardi, puis revenir à l'ouest. Dans le club, nous sommes suivies par trois docteurs et un diététicien. Le médecin donne de la mélatonine avec des compléments alimentaires, par exemple du jus de cerise avec de la mélatonine.
Avec l'enchaînement des matchs, et en particulier ceux en soirée, c'est toute une organisation pour se calmer après et préserver le sommeil : manger le plus rapidement possible pour digérer avant de s'endormir, recevoir des soins et des massages prodigués par les kinés. J'aime ensuite me poser au calme ou devant une série, éventuellement avec de la pressothérapie. »

ATTENTION À LA PRISE DE MÉLATONINE, OU LA MÉSAVENTURE DE TSITSIPAS

En juin 2023, le tennisman Stefanos Tsitsipas, alors numéro 5 mondial, s'est fait sèchement battre en quarts de finale des Internationaux de France à Roland-Garros par Carlos Alcaraz. En conférence, le joueur a expliqué la raison de sa défaite : il n'était pas bien réveillé ! Fatigué par les matchs des journées précédentes, avec ses sessions programmées un peu tard, il avait pris, quelques heures avant le match, de la mélatonine pour faire une petite sieste. Très mauvaise décision ! Le joueur a également avoué avoir fait la même erreur par le passé, avant un match contre Novak Djokovic, qu'il a aussi perdu.

ET LE CBD ?

De nombreux sportifs me posent régulièrement la question de l'intérêt du CBD (cannabidiol) pour leur sommeil et plus généralement pour leurs performances. Rappelons d'abord que le CBD est, avec le Δ9-tétrahydrocannabinol, l'un des composants les plus abondants du *Cannabis sativa* L. L'Agence mondiale antidopage (AMA) a levé l'interdiction du CBD en 2018.

Comme le souligne un article[10], des études précliniques sur le CBD ont montré des effets anxiolytiques, analgésiques, anti-inflammatoires, neuroprotecteurs et éventuellement une action bénéfique sur le sommeil : « Ces propriétés pourraient être intéressantes dans la gestion des blessures, des commotions, de l'anxiété et des troubles du sommeil. »

Mais attention, car il existe aussi des effets secondaires[11] : somnolence, notamment en cas de surdosage, perte de poids, troubles digestifs (crampes d'estomac, diarrhées, nausées et vomissements). « Le manque de preuves scientifiques et le trop peu d'études cliniques appliquées aux sportifs ne permettent pas, pour le moment, de recommander l'utilisation du CBD aux sportifs », conclut l'article.

LA LUMINOTHÉRAPIE, UNE TECHNIQUE À LA PORTÉE DE TOUS

La luminothérapie est une technique consistant à s'exposer à une lumière d'intensité et de longueur d'onde définie à certains moments de la journée. Elle est recommandée dans la prise en charge des troubles du rythme circadien (voir p. 49) et des dépressions. Dans le monde du sport, elle est utilisée dans la gestion du décalage horaire, pour la synchronisation de l'horloge biologique et, plus généralement, dans l'optimisation des performances.

L'INSEP met d'ailleurs à la disposition des sportifs une salle de luminothérapie qu'ils peuvent utiliser tout au long de la saison. Aujourd'hui, chacun peut profiter des bienfaits de cette méthode qui a démontré son efficacité. Ainsi, une récente étude française[12] montre que la luminothérapie a non seulement des effets bénéfiques dans le traitement de la dépression saisonnière (particulièrement prégnante en automne-hiver dans l'hémisphère Nord), mais aussi dans le traitement d'épisodes dépressifs modérés à sévères. Elle pourrait également booster les effets d'un traitement antidépresseur. Une revue systématique de la littérature[13], incluant au total vingt-deux études, a montré que la luminothérapie présente une certaine efficacité pour le maintien du sommeil dans les troubles de l'insomnie, mais que des recherches complémentaires sont nécessaires afin d'affiner les protocoles à choisir – intensité, longueur d'onde, durée de l'exposition – en fonction du type d'insomnie, dans l'espoir de développer des recommandations personnalisées. L'effet de la lumière sur l'horloge biologique dépend en effet de plusieurs facteurs : intensité lumineuse, durée, composition spectrale (couleur et température de couleur) et moment d'exposition.

En pratique, la luminothérapie peut être pratiquée dans un cadre médical, ou à domicile. Il existe en effet sur le marché différents appareils à des prix variés. Le temps d'exposition dépend de l'intensité de la lampe. On conseille généralement 30 minutes par jour pour une lampe de 10 000 lux. L'exposition se fait de préférence le matin au réveil. Attention de ne pas utiliser la luminothérapie trop tard dans la journée, ce qui pourrait bloquer la sécrétion de mélatonine. Certaines études[14] ont en revanche montré l'intérêt de s'exposer à une lumière rouge en soirée.

CONCLUSION

Vous en étiez peut-être déjà convaincu en ouvrant la première page de ce livre, vous l'avez peut-être découvert au fil des pages : le sommeil est un allié, sinon l'allié le plus précieux pour la réussite de nos journées, et même de nos vies ! J'espère que cet ouvrage vous aura sensibilisé à l'intérêt de prendre soin de votre sommeil dès ce soir, pour la journée de demain et pour le reste de votre vie.

Dans nos sociétés contemporaines, le sommeil joue un rôle prépondérant dans le fait de vieillir en bonne santé. Grâce aux différents exercices pratiques, vous en savez un peu plus quant à votre sommeil et, peut-être, quant à votre objectif à atteindre au cours des prochaines semaines, des prochains mois.

Je l'annonçais haut et fort dès l'introduction : il n'y a pas de recette miracle pour (re)trouver un sommeil de qualité ! Mais il existe un grand nombre de stratégies qui peuvent faciliter la bascule de l'interrupteur, un endormissement serein, puis un sommeil continu de qualité. Nous en avons abordé un grand nombre tout au long de ce livre : la prise en compte du chronotype, la bonne utilisation de la lumière, l'environnement de sommeil, la nutrition, la détente cérébrale, les bains chauds ou froids, entre autres.

Avant que vous ne refermiez cet ouvrage, je vous pose une dernière question : quel est le plus petit pas possible que vous puissiez faire dès ce soir pour prendre soin de votre sommeil ? C'est en effet souvent cette stratégie des petits pas que je prône auprès des sportifs que j'accompagne. Comme vous ne devenez pas champion olympique du jour au lendemain, vous ne devenez pas un bon dormeur du jour au lendemain. Dans un cas comme dans l'autre, le chemin est sinueux, parfois même tortueux et rarement rectiligne. Vous vivrez encore des nuits difficiles, mais je suis intimement convaincu qu'en installant de manière durable dans votre quotidien les stratégies dispensées dans ce livre, vous constaterez rapidement et à long terme une évolution positive de votre sommeil. Tout en vous rappelant qu'il n'est pas nécessaire d'attendre que votre sommeil se dérègle, ou que vous en ayez le sentiment, pour développer ces stratégies.

Je constate aussi, au quotidien, qu'il est difficile pour un certain nombre de personnes de changer leurs comportements. C'est la raison pour laquelle nous travaillons actuellement sur des programmes d'éducation au sommeil en identifiant les leviers et barrières sur lesquels nous pouvons jouer pour faciliter l'adoption de comportements adaptés et propices à un sommeil de qualité. De qualité de sommeil, il en est justement question aussi dans les recherches en cours, au-delà de l'aspect quantitatif du sommeil.

Alors que nos sociétés contemporaines font face à une accélération du temps, le sommeil est parfois (trop souvent) la variable d'ajustement lorsque nos agendas sont surchargés et nous amènent au constat que nous ne pourrons réaliser l'ensemble de nos tâches prévues en 24 heures. Aussi, nous cherchons à mieux apprécier la qualité de sommeil via des analyses plus fines de son architecture, ce qui permettrait de compenser – au moins transitoirement – un manque de sommeil par une haute qualité de sommeil. Je pense que vous venez d'entreprendre un changement important dans votre quotidien qui va vous tenir en haleine un long moment...

POSTFACE

J'ai toujours eu ce que j'estime être un bon sommeil. Lorsque je me couche dans une plage de sommeil favorable pour moi, c'est-à-dire entre 21 h 30 et 23 heures, je m'endors en quelques minutes et bénéficie ensuite d'un sommeil réparateur. Je suis également régulier dans mes horaires de sommeil et très peu sensible aux perturbations extérieures (bruit, lumière). Mes collègues de l'équipe de France, en stage d'entraînement, se lassaient vite de partager une chambre avec moi, car je n'étais pas du genre à tenir longtemps une discussion le soir venu. Je m'endormais si rapidement qu'ils n'avaient pas toujours la réponse à leur question !

J'ai conscience que c'est une chance et que le sommeil peut être problématique pour bon nombre de personnes, les sportifs compris. Justement, ce livre vous a proposé un grand nombre de stratégies utilisées au quotidien par les sportifs de haut niveau pour prendre soin de leur sommeil. Au cours de ma carrière, le niveau d'engagement requis à l'entraînement et le niveau d'épuisement atteint en fin de semaine faisaient que le sommeil était une réponse naturelle pour récupérer. Je me souviens notamment, alors interne à l'INSEP, avoir été particulièrement fatigué à l'issue de la séance du samedi matin qui venait clôturer une exigeante semaine d'entraînement. Il m'arrivait alors après le déjeuner de me poser sur mon lit avant de rentrer chez mes parents et de me réveiller l'hiver, 3 ou 4 heures plus tard, surpris par cette longue sieste, alors qu'il faisait déjà nuit noire !

Aujourd'hui, j'estime que mes besoins de sommeil sont moindres – plutôt 7 heures que 8, voire 9 heures au cours de ma carrière –, mais je continue de faire le lien entre la nature de ma journée et la qualité de mon sommeil. Je continue d'avoir une vie active sur le plan sportif et suis persuadé que cela entretient la qualité de mon sommeil. Et si j'enchaîne quelques nuits de moins de 6 heures de sommeil, je sens bien que la fatigue s'installe et que cela impacte mon fonctionnement au cours de la journée. Malgré tout, même dans ce contexte et de manière assez surprenante, une pratique sportive me redonne de l'énergie. Il m'arrive donc souvent de troquer une demi-heure de sommeil contre une demi-heure de sport le matin.

Dans ce livre, vous avez trouvé toute une partie dédiée aux bienfaits de l'activité physique régulière sur le sommeil. Une activité physique qui peut être aussi réalisée le soir si c'est le seul moment possible pour vous au cours d'une journée bien remplie entre les enfants, les réunions et les multiples tâches quotidiennes. Courir le soir, et courir vite, n'était pas un problème pour moi, puisque j'ai même réalisé mon record sur 400 mètres haies (47 s 37) à 23 heures, mais j'avoue qu'après de telles courses, même si la fatigue se fait sentir, le sommeil tarde à venir.

Cependant, j'ai pu constater que mon sommeil pouvait se dégrader à l'approche des grands rendez-vous et des grands championnats... tout en faisant le constat que mon niveau de performance le jour J était indépendant de la qualité de mon sommeil la nuit précédente. Je pense que, lorsque le sommeil ne vient pas, la veille d'une grande course ou d'une réunion particulièrement importante, le pire est de s'en inquiéter, ce qui ajoute encore plus de stress dans une période de facto stressante.

J'ai été conforté dans mon ressenti par quelques illustres champions et entraîneurs croisés à l'occasion de ces grands rendez-vous. Ainsi, au matin d'une grande finale mondiale d'Hicham El Guerrouj, recordman du monde sur 1 500 mètres en 3 minutes 26 secondes depuis 1998, double médaille d'or aux Jeux olympiques, et multiple champion du monde, j'avais demandé à son entraîneur, dans le hall de l'hôtel des athlètes, si Hicham avait bien dormi. Sa réponse fut laconique : « Non, mais le contraire serait mauvais signe. »

Je pense que, dans ces moments particuliers, l'extrême motivation à performer et le niveau d'engagement compensent le potentiel effet physiologique lié à la privation de sommeil. Dans ce livre, justement, vous avez découvert qu'il est juste normal que le sommeil vienne à se dégrader à l'occasion d'événements particuliers de votre vie, c'est même le signe qu'ils sont importants pour vous. L'objectif est alors de l'accepter et de mettre en place sur la durée les stratégies proposées dans cet ouvrage afin de réenclencher rapidement un cercle vertueux entre la qualité de votre journée et la qualité de votre nuit.

Au cours de ma carrière, et encore aujourd'hui, je suis régulièrement amené à me déplacer à l'étranger et à réaliser des voyages avec décalage horaire.

Toute une partie de ce livre est dédiée à cette question. En ce qui me concerne, ma stratégie dépendait des compétitions et de la durée du séjour sur place. Ainsi, je me souviens notamment d'un voyage au Japon où je dormais comme je pouvais avec le souhait de réaliser au maximum une provision de sommeil. Vous avez découvert à ce sujet les dernières études passionnantes sur l'extension (ou le stockage) de sommeil, qui peut être une stratégie adaptée en prévision d'un voyage.

Les conseils sur le lien entre alimentation et sommeil dispensés ici sont également précieux. Pour ma part, j'ai déjà remarqué que la consommation de protéines animales le soir, de viande rouge en particulier, dégrade la qualité de mon sommeil. Les recommandations sur le bon usage des écrans sont également toujours bonnes à rappeler.

Alors, lancez-vous, apprenez-en davantage sur votre sommeil et adoptez les stratégies des champions et des championnes qui vous conviennent !

Stéphane Diagana

Champion du monde sur 400 mètres haies à Athènes (1997)

Champion d'Europe sur 400 mètres haies à Munich (2002)

Champion du monde 4 × 400 mètres à Paris (2003)

NOTES

CHAPITRE 1 : SIX BONNES RAISONS DE PRENDRE SOIN DE VOTRE SOMMEIL

1. « Où en est le sommeil des Français et des professionnels de santé ? », baromètre Odoxa-MNH publié dans *Le Figaro Santé* réalisé avec le concours scientifique de la chaire santé de Sciences Po, février 2024.
2. Gupta Luke, Morgan Kevin, Gilchrist Sarah, "Does elite sport degrade sleep quality? A systematic review", *Sports Medicine*, 2017. Samuels Charles, "Sleep, recovery, and performance: the new frontier in high-performance athletics", *Neurologic Clinics*, 2008. Swinbourne Richard, Gill Nicholas, Vaile Joanna, *et al.*, "Prevalence of poor sleep quality, sleepiness and obstructive sleep apnoea risk factors in athletes", *European Journal of Sport Science*, 2016.
3. Walsh Neil P, Halson Shona L., Sargent Charli, *et al.*, "Sleep and the athlete: narrative review and 2021 expert consensus recommendations", *British Journal of Sports Medicine*, 2021.
4. Sylvie Royant-Parola, « Notre société néglige de plus en plus le sommeil, rythme fondamental de l'individu », tribune publiée le 8 octobre 2017 dans le journal *Le Monde*.
5. Sprajcer Madeline, Dawson Drew, Kosmadopoulos Anastasi, Sach Edward J., Crowther Megan E., Sargent Charli, Roach Gregory D., "How Tired is Too Tired to Drive? A Systematic Review Assessing the Use of Prior Sleep Duration to Detect Driving Impairment", *Nature and Science of Sleep*, n° 15, 2023.
6. Dawson Drew, Reid Kathryn, "Fatigue, alcohol and performance impairment", *Nature*, vol. 388, n° 235, 1997.
7. Cappuccio Francesco P., Cooper Daniel, D'Elia Lanfranco, Strazzullo Pasquale, Miller Michelle A., "Sleep duration predicts cardiovascular outcomes: a systematic review and meta-analysis of prospective studies", *European Heart Journal*, vol. 32, n° 12, juin 2011.
8. Domínguez Fernando, Fuster Valentín, Fernández-Alvira Juan Miguel, *et al.*, "Association of Sleep Duration and Quality With Subclinical Atherosclerosis", *Journal of the American College of Cardiology*, vol. 73, n° 2, 2019.
9. Shah Riddhi, Shah Vikash Kumar, Emin Memet, *et al.*, "Mild sleep restriction increases endothelial oxidative stress in female persons", *Scientific Reports*, vol. 13, 2023.

10. Nambiema Aboubakari, Lisan Quentin, Vaucher Julien, Perier Marie-Cécile, Boutouyrie Pierre, *et al.*, "Healthy sleep score changes and incident cardiovascular disease in European prospective community-based cohorts", *European Heart Journal*, vol. 44, n° 47, 2023.
11. Wang Yan, Mei Hao, Jiang Yan-Rui, *et al.* "Relationship between Duration of Sleep and Hypertension in Adults: A Meta-Analysis", *Journal of Clinical Sleep Medicine*, vol. 11, n° 9, septembre 2015.
12. Stranges Saverio, Dorn Joan M., Cappuccio Francesco P., *et al.*, "A Population-Based Study of Reduced Sleep Duration and Hypertension: The Strongest Association May Be in Premenopausal Women", *Journal of Hypertension,* vol. 28, n° 5, 2010.
13. Brondel Laurent, Romer Michael A., Nougues Pauline M., Touyarou Peio, Davenne Damien, "Acute partial sleep deprivation increases food intake in healthy men", The American J*ournal Clinical Nutrition*, vol. 91, n° 6, 2010.
14. Tasali Esra, Wroblewski Kristeb, Kahn Eva, Kilkus Jennifer, Schoeller Dale A., "Effect of Sleep Extension on Objectively Assessed Energy Intake Among Adults With Overweight in Real-life Settings: A Randomized Clinical Trial", *JAMA Internal Medicine*, vol. 182, n° 4, 2022.
15. Prather Aric A., Leung Cindy W., "Association of Insufficient Sleep With Respiratory Infection Among Adults in the United States", *JAMA Internal Medicine*, vol. 176, n° 6, 2016.
16. Cohen Sheldon, Doyle William J., Alper Cuneyt M., *et al.*, "Sleep Habits and Susceptibility to the Common Cold", *Archives of Internal Medicine,* 2009.
17. Berticat Claire, Thomas Frédéric, Dauvilliers Yves, *et al.*, "Excessive daytime sleepiness and antipathogen drug consumption in the elderly: a test of the immune theory of sleep", *Scientific Reports,* vol. 6, 2016.
18. Preston Brian T., Capellini Isabella, McNamara Patrick, *et al.*, "Parasite resistance and the adaptive significance of sleep", *BMC Evolutionary Biology,* vol. 9, 2009.
19. Gleeson Michael, "Immune function in sport and exercise", *Journal of Applied Physiology* (1985), vol. 103, n° 2, 2007.
20. Nieman David, "Immune Function Responses to Ultramarathon Race Competition", *Medicina Sportiva*, vol. 13, n° 4, 2009.
21. Radmanish Masihullah, Khalfallah Olfa, Glaichenhaus Nicolas, *et al.*, "Sleep duration trajectories associated with levels of specific serum cytokines at age 5 : A longitudinal study in preschoolers from the EDEN birth cohort", *Brain, Behaviour and Immunity – Health*, vol. 21, 2022.
22. Martin B.J., "Effect of sleep deprivation on tolerance of prolonged exercise", *European Journal of Applied Physiology and Occupational Physiology*, vol. 47, n° 4, 1981.
23. Randell Rebecca K., Anderson Rosie, Carter James M., Rollo Ian, "Self-reported current sleep behaviors of adult athletes from different competitive levels and sports", *Sleep Science*, 2021.
24. Skein Melissa, Duffield Rob, Edge Johann, *et al.*, "Intermittent-sprint performance and muscle glycogen after 30 h of sleep deprivation", *Medicine & Science in Sports & Exercise*, 2011.

25. Nédélec Mathieu, Leduc Cédric, Dawson Brian, *et al.*, "Case study Sleep and injury in elite soccer. A mixed method approach", *The Journal of Strength & Conditioning Research*, 2019.
26. Ting Su Anselme, Xavier Gregory, Kuan Jew Win, "The measurement of mental fatigue following an overnight on-call duty among doctors using electroencephalogram", *Plos One*, 2023.
27. Robbins Rebecca, Quan Stuart F., Weaver Matthew D., Bormes Gregory, Barger Laura K., Czeisler Charles A., "Examining sleep deficiency and disturbance and their risk for incident dementia and all-cause mortality in older adults across 5 years in the United States", *Aging (Albany NY)*, vol. 13, n° 3, 2021.
28. Mao Tianxin, Fang Zhuo, Chai Ya, Deng Yao, Rao Joy, Quan Peng, Goel Namni, Basner Mathias, Guo Bowen, Dinges David F., Liu Jianghong, Detre John A., Rao Hengyi, "Sleep deprivation attenuates neural responses to outcomes from risky decision-making", *Psychophysiology*, 2023.
29. Fang Yu, Forger Daniel B., Frank Elena, *et al.*, "Day-to-day variability in sleep parameters and depression risk: a prospective cohort study of training physicians", *NPJ Digital Medicine*, vol. 4, n° 28, 2021.
30. Enquête INSV/MGEN 2023 réalisée à l'occasion de la 23e Journée du sommeil, INSV, mars 2023.

CHAPITRE 2 : QUEL EST VOTRE PROFIL DE DORMEUR ?

1. Kolling Sarah, Steinacker Jurgen M., Endler Stefan, Ferrauti Alexander, Meyer Tim, Kellmann Michael, "The longer the better: Sleep-wake patterns during preparation of the World Rowing Junior Championships", *Chronobiology international*, vol. 33, n° 1, 2016. Sargent Charli, Lastella Michele, Halson Shona L., Roach Gregory D., "The impact of training schedules on the sleep and fatigue of elite athletes", *Chronobiology international*, vol. 31, n° 10, 2014.
2. Fullagar Hugh H.K., Duffield Rob, Skorski Sabrina, Coutts Aaron J., Julian Ross, Meyer Tim, "Sleep and Recovery in Team Sport: Current Sleep-Related Issues Facing Professional Team-Sport Athletes", *International Journal of Sports Physiology and Performance*, vol. 10, n° 8, 2015.
3. Lastella Michele, Roach Gregory D., Halson Shona L., Sargent Charli, "The Chronotype of Elite Athletes", *Journal of Human Kinetics*, vol. 54, 2016.
4. "Morningness-Eveningness Questionnaire", publié dans : Horne J.A., Östberg O., "A self-assessment questionnaire to determine morningness-eveningness in human circadian rhythms", *International Journal of Chronobiology*, 1976. Traduction française dans : Haute Autorité de santé, « Surveillance médico-professionnelle des travailleurs postés et/ou de nuit. Recommandation de bonne pratique », HAS, 2012.
5. Reseau-morphee.fr.
6. Youngstedt Shawn D., "Delaying early morning workouts to protect sleep in two-a-day athletes", *Frontiers in Physiology*, vol. 15, 2024.

7. American Psychiatric Association, Marc-Antoine Crocq, Alexis Étienne Boehrer, Julien-Daniel Guelfi, *DSM-5-TR. Manuel diagnostique et statistique des troubles mentaux*, Elsevier Masson, 2016, rééd. 2023.
8. Mastin David F., Bryson W. Jeff, Corwyn Robert, “Assessment of sleep hygiene using the Sleep Hygiene Index”, *Journal of Behavioral Medicine*, vol. 29, n° 3, 2006.
9. Baron Kelly Glazer, Abbott Sabra, Jao Nancy, Manalo Natalie, Mullen Rebecca, “Orthosomnia: Are Some Patients Taking the Quantified Self Too Far?”, *Journal of Clinical Sleep Medicine*, 2017.
10. Jahrami Haitham, Trabelsi Khaled, Vitiello Michael V., BaHammam Ahmed S., “The Tale of Orthosomnia: I Am so Good at Sleeping that I Can Do It with My Eyes Closed and My Fitness Tracker on Me”, *Nature and Science of Sleep*, n° 15, 2023.

CHAPITRE 3 : COMMENT FONCTIONNE NOTRE SOMMEIL

1. Lok R., Zerbini G., Gordijn M.C.M., *et al.*, “Gold, silver or bronze: circadian variation strongly affects performance in Olympic athletes”, *Scientific Reports*, vol. 10, 2020.
2. Chaput Jean-Philippe, Dutil Caroline, Featherstone Ryan, Ross Robert, Giangregorio Lora, Saunders Travis J., Janssen Ian, Poitras Veronica J., Kho Michelle E., Ross-White Amanda, Zankar Sarah, Carrier Julie, “Sleep timing, sleep consistency, and health in adults: a systematic review”, *Applied Physiology, Nutrition, and Metabolism*, 2020.
3. Windred Daniel P., Burns Angus C., Lane Jacqueline M., Saxena Richa, Rutter Martin K., Cain Sean W., Phillips Andrew J. K., “Sleep regularity is a stronger predictor of mortality risk than sleep duration: A prospective cohort study”, *Sleep*, vol. 47, n° 1, janvier 2024.
4. Coelho Julien, Pecune Florian, Micoulaud-Franchi Jean-Arthur, Sànchez-Ortuño María Montserrat, Taillard Jacques, de Sevin Étienne, Levavasseur Yannick, Sagaspe Patricia, Philip Pierre, «De l’amélioration de la régularité du sommeil à la réduction des plaintes de sommeil et de santé mentale : étude basée sur un agent conversationnel», *Médecine du Sommeil*, vol. 20, n° 1, 2023.
5. Åkerstedt Torbjorn, Ghilotti Francesca, Grotta Alessandra, Zhao Hongwei, Adami Hans-Olov, Trolle-Lagerros Ylva, Bellocco Rino, “Sleep duration and mortality – Does weekend sleep matter?”, *Journal of Sleep Research*, vol. 28, n° 1, 2019.
6. Nick Littlehales, *L’Art de mieux dormir*, Amphora, 2022.
7. Alonso Martinez, “El método de sueño de Cristiano Ronaldo (con el que nunca volverás a estar cansado)”, *GQ*, 2020.
8. «Le sommeil particulier des navigateurs solitaires à la voile en course transocéanique», *lamedecinedusport.com.*
9. Robbins Rebecca, Grandner Michael A., Buxton Orfeu M., *et al.*, “Sleep myths An expert-led study to identify false beliefs about sleep that impinge upon population sleep health practices”, *Sleep Health*, vol. 5, n° 4, 2019.
10. Johns Murray W., “A New Method for Measuring Daytime Sleepiness: The Epworth Sleepiness Scale”, *Sleep*, vol. 14, n° 6, 1991.

CHAPITRE 4 : BIEN MANGER POUR BIEN DORMIR

1. Zuraikat Faris M., Wood Rebecca A., Barragán Rocío, Saint-Onge Marie-Pierre, “Sleep and Diet: Mounting Evidence of a Cyclical Relationship”, *Annual Review of Nutrition*, vol. 41, 2021.
2. Jansen Erica C., Prather Aric, Leung Cindy W., “Associations between sleep duration and dietary quality: Results from a nationally-representative survey of US adults”, *Appetite*, vol. 153, 2020.
3. Jansen Erica C., She Ruicong, Rukstalis Margaret, Alexander Gwen L., “Changes in fruit and vegetable consumption in relation to changes in sleep characteristics over a 3-month period among young adults”, *Sleep Health*, vol. 7, n° 3, 2021.
4. Mamalaki Eirini, Anastasiou Costas A., Ntanasi Eva, Tsapanou Angeliki, Kosmidis Mary H., Dardiotis Efthimios, Hadjigeorgiou Giorgos M., Sakka Paraskevi, Scarmeas Nikolaos, Yannakoulia Mary, “Associations between the mediterranean diet and sleep in older adults: Results from the hellenic longitudinal investigation of aging and diet study”, *Geriatrics & Gerontology International*, vol. 18, n° 11, 2018.
5. Wilson Katherine, Saint-Onge Marie-Pierre, Tasali Esra, “Diet Composition and Objectively Assessed Sleep Quality: A Narrative Review”, *Journal of the Academy of Nutrition and Dietetics*, vol. 122, n° 6, 2022.
6. Papandreou Christopher, Schiza Sophia E., Bouloukaki Izolde, Hatzis Christos M., Kafatos Anthony G., Siafakas Nikolaos M., Tzanakis Nikolaos E., “Effect of Mediterranean diet versus prudent diet combined with physical activity on OSAS: a randomised trial”, *European Respiratory Journal*, vol. 39, n° 6, 2012.
7. Zamora Astrid N., Watkins Deborah J., Peterson Karen E., Jansen Erica C., “Association between pesticide exposure and sleep health among a representative sample of US adults: evidence from NHANES 2009-2014”, *BMC Public Health*, vol. 21, n° 1, 2021.
8. INSV, « Sommeil et Nutrition », *Les Carnets du sommeil*, n° 9.
9. Markus C. Rob, Jonkman Lisa M., Lammers Jan H., Deutz Nicolaas E., Messer Marielle H., Rigtering Nienke, “Evening intake of alpha-lactalbumin increases plasma tryptophan availability and improves morning alertness and brain measures of attention”, *American Journal of Clinical Nutrition*, vol. 81, n° 5, 2005.
10. Milagres Maria P., Minim Valeria P., Minim Luis A., Simiqueli Andrea A., Moraes Liliane E., Martino Hércia S., “Night milking adds value to cow's milk”, *Journal of the Science of Food and Agriculture*, vol. 94, n° 8, 2014.
11. Res Peter T., Groen Bart, Pennings Bart, Beelen Milou, Wallis Gareth A., Gijsen Annemie P., Senden Joan M., VAN Loon Luc J., “Protein ingestion before sleep improves postexercise overnight recovery”, *Medicine & Science in Sports & Exercise*, vol. 44, n° 8, 2012.
12. Afaghi Ahmad, O'Connor Helen, Chow Chin Moi, “High-glycemic-index carbohydrate meals shorten sleep onset”, *The American Journal of Clinical Nutrition*, vol. 85, n° 2, 2007.

13. Yoneyama Satoko, Sakurai Masaru, Nakamura Koshi, *et al.*, "Associations between rice, noodle, and bread intake and sleep quality in Japanese men and women", *PLoS One*, vol. 8, n° 9, 2014.
14. Pigeon Wilfred R., Carr Michelle, Gorman Colin, Perlis Michael L., "Effects of a tart cherry juice beverage on the sleep of older adults with insomnia: a pilot study", *Journal of Medicinal Food*, vol. 13, n° 3, 2010.
15. Losso Jack N., Finley John W., Karki Namrata, Liu Ann G., Pan Weihong, Prudente Alfredo, Tipton Russell, Yu Ying, Greenway Frank L., "Pilot study of tart cherry juice for the treatment of insomnia and investigation of mechanisms", *American Journal of Therapeutics*, vol. 25, n° 2, 2018.
16. Howatson Glyn, Bell Phillip G., Tallent Jamie, Middleton Benita, McHugh Malachy P., Ellis Jason, "Effect of tart cherry juice (Prunus cerasus) on melatonin levels and enhanced sleep quality", *European Journal of Nutrition*, vol. 51, n° 8, 2012.
17. Hill Jessica Amie, Keane Karen Mary, Quinlan Rebecca, Howatson Glyn, "Tart Cherry Supplementation and Recovery From Strenuous Exercise: A Systematic Review and Meta-Analysis", *International Journal of Sport Nutrition and Exercise Metabolism*, vol. 31, n° 2, 2021.
18. Doherty Rónán, Madigan Sharon, Nevill Alan, Warrington Giles, Ellis Jason Gordon, "The Impact of Kiwifruit Consumption on the Sleep and Recovery of Elite Athletes", *Nutrients*, vol. 15, n° 10, 2023.
19. Lin Hsiao-Han, Tsai Pei-Shan, Fang Su-Chen, Liu Jen-Fang, "Effect of kiwifruit consumption on sleep quality in adults with sleep problems", *Asia Pacific Journal of Clinical Nutrition*, vol. 20, n° 2, 2011.
20. Jang Hwan-Soo, Jung Ji Young, Jang Il-Sung, *et al.*, "l-Theanine partially counteracts caffeine-induced sleep disturbances in rats", *Pharmacology, Biochemistry and Behaviour*, vol. 101, n° 2, 2012.
21. Zuraikat Faris M., Wood Rebecca A., Barragán Rocío, Saint-Onge Marie-Pierre, "Sleep and Diet: Mounting Evidence of a Cyclical Relationship", *Annual Review of Nutrition*, vol. 41, n° 1, 2021.
22. Palomar-Cros Anna, Andreeva Valentina A., Fezeu Léopold K., et al., "Dietary circadian rhythms and cardiovascular disease risk in the prospective NutriNet-Santé cohort", *Nature Communications*, vol. 14, 2023.
23. Saint-Onge Marie-Pierre, Roberts Amy, Shechter Ari, Choudhury Arindam Roy, "Fiber and Saturated Fat Are Associated with Sleep Arousals and Slow Wave Sleep", *Journal of Clinical Sleep Medicine*, vol. 12, n° 1, 2016.
24. Fakhr-Movahedi Ali, Mirmohammadkhani Majid, Ramezani Hossein, "Effect of milk-honey mixture on the sleep quality of coronary patients: A clinical trial study", *Clinical Nutrition ESPEN*, vol. 28, 2018.
25. Yamamura S., Morishima H., Kumano-go T., *et al.*, "The effect of Lactobacillus helveticus fermented milk on sleep and health perception in elderly subjects", *European Journal of Clinical Nutrition*, vol. 63, n° 1, 2009.

26. Fernández-San-Martín Maria Isabel, Masa-Font Roser, Palacios-Soler Laura, *et al.*, "Effectiveness of Valerian on insomnia: a meta-analysis of randomized placebo-controlled trials", *Sleep Medicine*, vol. 11, n° 1, 2010.
27. Vidal, «Phytothérapie : Valériane», *vidal.fr* : https://www.vidal.fr/parapharmacie/phytotherapie-plantes/valeriane-valeriana-officinalis.html.
28. Barnes Matthew J., Mündel Toby, Stannard Stephen R., "Acute alcohol consumption aggravates the decline in muscle performance following strenuous eccentric exercise", *Journal of Science and Medicine in Sport*, vol. 13, n° 1, 2010.
29. *Source :* «L'évaluation des risques expliquée par l'EFSA. La caféine», EFSA, 2015 : https://www.efsa.europa.eu/sites/default/files/corporate_publications/files/efsaexplains-caffeine150527fr.pdf
30. Higgins Simon, Straight Chad R., Lewis Richard D., "The Effects of Preexercise Caffeinated Coffee Ingestion on Endurance Performance: An Evidence-Based Review", *International Journal of Sport Nutrition and Exercise Metabolism*, vol. 26, n° 3, 2016.
31. Goldstein Erica R., Ziegenfuss Tim, Kalman Doug, *et al.*, "International society of sports nutrition position stand: caffeine and performance", *Journal of the International Society of Sports Nutrition*, vol. 7, n° 5, 2010.
32. Drake Christopher, Roehrs Timothy, Shambroom John, Roth Thomas, "Caffeine effects on sleep taken 0, 3, or 6 hours before going to bed", *Journal of Clinical Sleep Medicine*, vol. 9, n° 11, 2013.
33. Bonnet M.H., Arand D.L., "Caffeine use as a model of acute and chronic insomnia", *Sleep*, vol. 15, n° 6, 1992.
34. Shilo Lotan, Sabbah Hussam, Hadari Ruth, *et al.*, "The effects of coffee consumption on sleep and melatonin secretion", *Sleep Medicine*, vol. 3, n° 3, 2002.
35. Hindmarch I., Rigney U., Stanley N., Quinlan P., Rycroft J., Lane J., "A naturalistic investigation of the effects of day-long consumption of tea, coffee and water on alertness, sleep onset and sleep quality", *Psychopharmacology*, vol. 149, n° 3, 2000.
36. Kaldenbach Siri, Hysing Mari, Strand Tor A., Sivertsen Børge, "Energy drink consumption and sleep parameters in college and university students: a national cross-sectional study", *BMJ Open*, vol. 14, n° 2, 2024.

CHAPITRE 5 : CRÉER UN ENVIRONNEMENT FAVORABLE AU SOMMEIL

1. Reardon Claudia L., Hainline Brian, Aron Cindy Miller, *et al.*, "Mental health in elite athletes: International Olympic Committee consensus statement (2019)", *British Journal of Sports Medicine*, vol. 53, n° 11, 2019.
2. Tamaki Masako, Bang Ji Won, Watanabe Takeo, Sasaki Yuka, "Night Watch in One Brain Hemisphere during Sleep Associated with the First-Night Effect in Humans", *Current Biology*, vol. 26, n° 9, 2016.

3. Thompson Andrew, Jones Helen, Gregson Warren, Atkinson Greg, "Effects of dawn simulation on markers of sleep inertia and post-waking performance in humans", *European Journal of Applied Physiology*, vol. 114, n° 5, 2014.
4. Thompson Andrew, Jones Helen, Gregson Warren, Atkinson Greg, "Effects of dawn simulation on markers of sleep inertia and post-waking performance in humans", *European Journal of Applied Physiology*, vol. 114, 2014.
5. Kim Minjee, Vu Thanh-Huyen, Maas Matthew B., Braun Rosemary I., Wolf Michael S., *et al.*, "Light at night in older age is associated with obesity, diabetes, and hypertension", *Sleep*, vol. 46, n° 3, 2023.
6. Mason Ivy C., Grimaldi Daniela, Reid Kathryn J., *et al.*, "Light exposure during sleep impairs cardiometabolic function", *Proceedings of the National Academy of Sciences of the United States of America*, vol. 119, n° 12, 2022.
7. Greco Viviana, Bergamo Damiana, Cuoccio Paola, *et al.*, "Wearing an eye mask during overnight sleep improves episodic learning and alertness", *Sleep*, vol. 46, n° 3, 2023.
8. Fang Chiu-Shu, Wang Hsiu-Hung, Wang Ruey-Hsia, *et al.*, "Effect of earplugs and eye masks on the sleep quality of intensive care unit patients: A systematic review and meta-analysis", *Journal of Advanced Nursing*, vol. 77, n° 11, 2021.
9. Gan Farah, Sooriappragasarao Muginrarao, Sulaiman Sofiah, *et al.*, "Eye-mask and ear-plugs compared with sleep advice leaflet to improve night sleep duration in pregnancy: a randomized controlled trial", *Sleep*, vol. 46, n° 12, 2023.
10. Zhao Jiexiu, Tian Ye, Nie Jinlei, *et al.*, "Red light and the sleep quality and endurance performance of chinese female basketball players", *Journal of Athletic Training*, vol. 47, n° 6, 2012. Pan Rong, Zhang Guimei, Deng Fangyi, *et al.*, "Effects of red light on sleep and mood in healthy subjects and individuals with insomnia disorder", *Frontiers in Psychiatry*, vol. 14, 2023.
11. Jones Jason J., Kirschen Gregory W., Kancharla Sindhuja, *et al.*, "Association between late-night tweeting and next-day game performance among professional basketball players", *Sleep Health*, vol. 5, n° 1, 2019.
12. Fortes Leonardo S., de Lima-Júnior Dalton, Gantois Petrus, *et al.*, "Smartphone use among high level swimmers is associated with mental fatigue and slower 100 – and 200 – but not 50-meter freestyle racing", *Perceptual Motor Skills*, vol. 128, n° 1, 2021.
13. Arora Teresa, Broglia Emma, Thomas G. Neil, *et al.*, "Associations between specific technologies and adolescent sleep quantity, sleep quality, and parasomnias", *Sleep Medicine*, vol. 15, n° 2, 2014.
14. Basner Mathias, Müller Uwe, Elmenhorst Eva-Maria, "Single and combined effects of air, road, and rail traffic noise on sleep and recuperation", *Sleep*, vol. 34, n° 1, 2011.
15. Basner Mathias, Clark Charlotte, Hansell Anna, *et al.*, "Aviation Noise Impacts: State of the Science", *Noise & Health*, vol. 19, n° 87, 2017.
16. Dang-Vu Thien Thanh, McKinney Scott M., Buxton Orfeu M., *et al.*, "Spontaneous brain rhythms predict sleep stability in the face of noise", *Current Biology*, vol. 20, n° 15, 2010.

17. Messineo Ludovico, Taranto-Montemurro Luigi, *et al.*, "Broadband Sound Administration Improves Sleep Onset Latency in Healthy Subjects in a Model of Transient Insomnia", *Frontiers in Neurology*, vol. 8, 2017.
18. Ebben Matthew R., Yan Peter, Krieger Ana C., "The effects of white noise on sleep and duration in individuals living in a high noise environment in New York City", *Sleep Medicine*, vol. 83, 2021.
19. Spencer J.A., Moran D.J., Lee A., Talbert D., "White noise and sleep induction", *Archives of Disease in Childhood*, vol. 65, n° 1, 1990.
20. Riedy Samantha M., Smith Michael G., Rocha Sarah, Basner Mathias, "Noise as a sleep aid: A systematic review", *Sleep Medicine Reviews*, vol. 55, 2021.
21. Pascoe Alexander J., Haque Zakia Z., Ranshikha Samandra, Fehring Daniel J., Mansouri Farshad A., "Dissociable effects of music and white noise on conflict-induced behavioral adjustments", *Frontiers in Neuroscience*, vol. 16, 2022.
22. Arora Teresa, Broglia Emma, Thomas G Neil, Taheri Shahrad, "Associations between specific technologies and adolescent sleep quantity, sleep quality, and parasomnias", *Sleep Medicine*, vol. 15, n° 2, 2014.
23. Minor Kelton, Bjerre-Nielsen Andreas, Jonasdottir Sigga Svala, Lehmann Sune, Obradovich Nick, "Rising temperatures erode human sleep globally", *One Earth*, vol. 5, n° 5, 2022.
24. Okamoto-Mizuno Kazue, Mizuno Koh, "Effects of thermal environment on sleep and circadian rhythm", *Journal of Physiological Anthropology*, vol. 31, n° 1, 2012.
25. Baniassadi Amir, Manor Brad, *et al.*, "Nighttime ambient temperature and sleep in community-dwelling older adults", *The Science of the Total Environment*, vol. 899, 2023.
26. Haghayegh Shahab, Khoshnevis Sepideh, *et al.*, "Before-bedtime passive body heating by warm shower or bath to improve sleep: A systematic review and meta-analysis", *Sleep Medicine Reviews*, vol. 46, 2019.
27. Tai Yoshiaki, Obayashi Kenji, Yamagami Yuki, *et al.*, "Hot-water bathing before bed-time and shorter sleep onset latency are accompanied by a higher distal-proximal skin temperature gradient in older adults", *Journal of Clinical Sleep Medicine*, vol. 17, n° 6, 2021.
28. Dahl Melissa, "Sleep hack: keep your feet outside your covers", *The Cut*, 2014.
29. Aloulou Anis, Leduc Cédric, Duforez François, *et al.*, "Effect of an Innovative Mattress and Cryotherapy on Sleep after an Elite Rugby Match", *Medicine and Science in Sports and Exercise*, vol. 52, n° 12, 2020.
30. Kräuchi Kurt, Fattori Elisa, Giordano Alessandra, *et al.*, "Sleep on a high heat capacity mattress increases conductive body heat loss and slow wave sleep", *Physiology & Behavior*, vol. 185, 2018.
31. Chauvineau Maxime, Pasquier Florane, Guyot Vincent, Aloulou Anis, Nedelec Mathieu, "Effect of the Depth of Cold Water Immersion on Sleep Architecture and Recovery Among Well-Trained Male Endurance Runners", *Frontiers in Sports and Active Living*, vol. 3, 2021.

32. Buijze Geert A., Sierevelt Inger N., *et al.*, "The Effect of Cold Showering on Health and Work: A Randomized Controlled Trial", *PLoS One*, vol. 11, n° 9, 2016. Erratum in: *PLoS One*, vol. 13, n° 8, 2018.
33. Herberger Sebastian, Kräuchi Kurt, Glos Martin, *et al.*, "Effects of sleep on a high heat capacity mattress on sleep stages, EEG power spectra, cardiac interbeat intervals and body temperatures in healthy middle-aged men", *Sleep*, vol. 43, n° 5, 2019.
34. Gautier Demouvaux, «Pourquoi le sommeil est-il un élément crucial pour les coureurs du Tour de France», *Ouest-France*, juillet 2022.
35. «Santé et Literie», étude menée par TNS Healthcare en juilllet-août 2007 sur sa base ACCESS Santé représentative de 20000 foyers français, Association pour la promotion de la literie, Centre du sommeil et de la vigilance de l'Hôtel-Dieu, Paris.
36. Eron Kathryn, Kohnert Lindsey, *et al.*, "Weighted Blanket Use: A Systematic Review", *The American Journal of Occupational Therapy*, vol. 74, n° 2, 2020.
37. Drews Henning Johannes, Wallot Sebastian, Brysch Philip, *et al.*, "Bed-Sharing in Couples Is Associated With Increased and Stabilized REM Sleep and Sleep-Stage Synchronization", *Frontiers in Psychiatry*, vol. 11, 2020.

CHAPITRE 6 : SOMMEIL, STRESS, MENTAL ET RITUELS

1. Roberts Spencer Stuart Haines, Teo Wei-Peng, Warmington Stuart Anthony, "Effects of training and competition on the sleep of elite athletes: a systematic review and meta-analysis", *British Journal of Sports Medicine*, vol. 53, n° 8, 2019.
2. Ehrlenspiel Felix, Erlacher Daniel, Ziegler Matthias, "Changes in Subjective Sleep Quality Before a Competition and Their Relation to Competitive Anxiety", *Behavioral Sleep Medicine*, vol. 16, n° 6, 2018.
3. Boullosa Daniel A., Abreu Laurinda, Varela-Sanz Adrián, *et al.*, "Do Olympic Athletes Train as in the Paleolithic Era", *Sports Medicine*, vol. 43, 2013.
4. Zigmond A.S., Snaith R.P., "The hospital anxiety and depression scale", *Acta Psychiatrica Scandinavica*, vol. 67, n° 6, 1983.
5. Waterhouse J., Atkinson G., Edwards B., Reilly T., "The role of a short post-lunch nap in improving cognitive, motor, and sprint performance in participants with partial sleep deprivation", *Journal of Sports Sciences*, vol. 25, n° 14, 2007.
6. Draganich Christina, Erdal Kristi, "Placebo sleep affects cognitive functioning", *Journal of Experimental Psychology. Learning Memory and Cognition*, vol. 40, n° 3, 2014.
7. Scullin Michael, Krueger Madison L., Ballard Hannah K., *et al.*, "The Effects of Bedtime Writing on Difficulty Falling Asleep : A Polysomnographic Study Comparing To-Do Lists and Completed Activity Lists", *Journal of Experimental Psychology. General*, vol. 147, n° 1, 2018.
8. Benson Hebert, Klipper Miriam Z., *The Relaxation Response*, New York, Morrow, 1975.

9. Simon Katharine C., McDevitt Elisabeth A., Ragano Rocco, Mednick Sara C., "Progressive muscle relaxation increases slow-wave sleep during a daytime nap", *Journal of Sleep Research*, vol. 31, n° 5, 2022.
10. Cole Roger J., "Nonpharmacologic techniques for promoting sleep", *Clinics in Sports Medicine*, vol. 24, n° 2, 2005.
11. Laborde Sylvain, Hosang Thomas, Mosley Emma, Dosseville Fabrice, "Influence of a 30-Day Slow-Paced Breathing Intervention Compared to Social Media Use on Subjective Sleep Quality and Cardiac Vagal Activity", *Journal of Clinical Medicine*, vol. 8, n° 2, 2019.
12. Tsai H.J., Kuo T.B., Lee G.S., Yang C.C., "Efficacy of paced breathing for insomnia: enhances vagal activity and improves sleep quality", *Psychophysiology*, vol. 52, n° 3, 2015.
13. Sharpe Erica, Lacombe Alison, Butler Matthew P., *et al.*, "A closer look at yoga nidra: sleep lab protocol", *International Journal of Yoga Therapy*, vol. 31, n° 1, 2021.
14. Sharpe Erica, Tibbitts Dean, Wolfe Barat, *et al.*, "Qualitative impressions of a yoga nidra practice for insomnia: An exploratory mixed-methods design", *Journal of Alternative and Complementary Medicine*, vol. 27, n° 10, 2021. Datta Karuna, Tripathi Manjari, Mallick Hruda Nanda, "Yoga Nidra: an innovative approach for management of chronic insomnia-A case report", *Sleep Science and Practice*, vol. 1, 2017.
15. Saraswati Swami Satyananda, *Yoga Nidra, 4th Edn*, Yoga Publication Trust, 2009.
16. di Fronso Selenia, Bertollo Maurizio, "The thin line between waking and sleeping in athletes: A call for yoga nidra in the sporting context", *Frontiers in Psychology*, vol. 12, 2021.
17. Swedish Research Council, "Floating Effective For Stress And Pain, Research Suggests", *ScienceDaily*, 2007.
18. Driller Matthew W., Argus Christos K., "Flotation restricted environmental stimulation therapy and napping on mood state and muscle soreness in elite athletes A novel recovery strategy", *Performance Enhancement & Health*, vol. 5, n° 2, 2016.
19. Norell-Clarke Annika, Jonsson Kristoffer, Blomquist Annecharlotte, Ahlzén Rolf, Kjellgren Anette, "A study of flotation-REST (restricted environmental stimulation therapy) as an insomnia treatment", *Sleep Science*, 2022.
20. « Prise en charge du patient adulte se plaignant d'insomnie en médecine générale, Recommandations pour la pratique clinique », Haute Autorité de santé, 2006.
21. Robbins Rebecca, Grandner Michael A., Buxton Orfeu M., *et al.*, "Sleep myths An expert-led study to identify false beliefs about sleep that impinge upon population sleep health practices", *Sleep Health*, vol. 5, n° 4, 2019.
22. Eid Charlotte M., Hamilton Colin, Greer Joanna M.H., "Untangling the tingle: Investigating the association between the Autonomous Sensory Meridian Response (ASMR), neuroticism, and trait & state anxiety", *PLoS One*, vol. 17, n° 2, 2022.
23. Perrier Joy, Langeard Antoine, Koumar Ouma Chandrou, *et al.*, "Effects of acute bouts of evening resistance or endurance exercises on sleep EEG and salivary cortisol", *Frontiers in Physiology*, vol. 15, 2024.

CHAPITRE 7 : QUELQUES COUPS DE POUCE ÉVENTUELS...

1. Gattoni Chiara, Girardi Michele, O'Neill Barry Vincent, Maria Marcora Samuele, "Sleep Deprivation Training to Reduce the Negative Effects of Sleep Loss on Endurance Performance: A Single Case Study", *International Journal of Sports Physiology and Performance*, vol. 17, n° 3, 2022.
2. Alloway C.E., Ogilvie R.D., Shapiro C.M., "The alpha attenuation test: assessing excessive daytime sleepiness in narcolepsy-cataplexy", *Sleep*, vol. 20, n° 4, 1997.
3. Mah Cheri D., Mah Kenneth E., Kezirian Eric J., Dement William C., "The effects of sleep extension on the athletic performance of collegiate basketball players", *Sleep*, vol. 34, n° 7, 2011.
4. Rupp Tracy L., Wesensten Nancy J., Bliese Paul D., Balkin Thomas J., "Banking sleep: realization of benefits during subsequent sleep restriction and recovery", *Sleep*, vol. 32, n° 3, 2009.
5. Waterhouse J., Atkinson G., Edwards B., Reilly T., "The role of a short post-lunch nap in improving cognitive, motor, and sprint performance in participants with partial sleep deprivation", *Journal of Sports Sciences*, vol. 25, n° 14, 2007.
6. Daaloul Houda, Souissi Nizar, Davenne Damien, "Effects of Napping on Alertness, Cognitive, and Physical Outcomes of Karate Athletes", *Medicine and Science in Sports and Exercise*, vol. 51, n° 2, 2019.
7. Botonis Petros G., Koutouvakis Nickos, Toubekis Argyris G., "The impact of daytime napping on athletic performance – A narrative review", *Scandinavian Journal of Medicine & Science in Sports*, vol. 31, n° 12, 2021.
8. Mesas Arthur Eumann, Núñez de Arenas-Arroyo Sergio, Martinez-Vizcaino Vicente, *et al.*, "Is daytime napping an effective strategy to improve sport-related cognitive and physical performance and reduce fatigue? A systematic review and meta-analysis of randomised controlled trials", *British Journal of Sports Medicine*, vol. 57, n° 7, 2023.
9. Avis de l'Anses relatif aux risques liés à la consommation de compléments alimentaires contenant de la mélatonine, février 2018.
10. Gamelin F.-X., Berthoin S., Cuvelier G., Mendes A., Anthierens A., Heyman E., « L'usage du cannabidiol dans le sport : une bonne idée ? », *Science & Sports*, vol. 36, n° 4, 2021.
11. « Cannabidiol (CBD) non médical : définition et précautions d'utilisation », *ameli.fr*, 2 février 2023.
12. Geoffroy Pierre A., Schroder Carmen M., Reynaud Eve, Bourgin Patrice, "Efficacy of light therapy versus antidepressant drugs, and of the combination versus monotherapy, in major depressive episodes: A systematic review and meta-analysis", *Sleep Medicine Reviews*, vol. 48, 2019.
13. Chambe Juliette, Reynaud Eve, Maruani Julia, Fraih Elise, Geoffroy Pierre A., Bourgin Patrice, "Light therapy in insomnia disorder: A systematic review and meta-analysis", *Journal of Sleep Research*, vol. 32, n° 6, 2023.
14. Zhao Jiexiu, Tian Ye, Nie Jinlei, *et al.*, "Red light and the sleep quality and endurance performance of chinese female basketball players", *Journal of Athletic Training*, vol. 47, n° 6, 2012.

REMERCIEMENTS

Nous arrivons au terme de ce petit bout de chemin parcouru ensemble. J'espère que vous aurez pris autant de plaisir à le lire, à réaliser les différents exercices pratiques et à en apprendre davantage sur vous et votre sommeil que j'en ai eu à l'écrire. Je tiens à remercier en premier lieu Alix avec qui j'ai pris beaucoup de plaisir à travailler. La rédaction de mon premier livre trottait dans un coin de ma tête depuis un petit moment et c'est en grande partie grâce à l'intérêt d'Alix pour cette question de santé et à son énergie que ce projet se concrétise aujourd'hui.

Je remercie aussi les sportifs avec qui je travaille au quotidien, et tout particulièrement ceux ayant pris le temps de témoigner de l'importance du sommeil dans ce livre : Christelle, Pascal, Armel, Quentin, Yann, Lenaïg, Romain, Jean, Wilfried, Marine, Stéphane, Mathieu. Votre implication sans faille dans votre projet de performance et nos discussions sont une source continue d'inspiration pour moi.

Je remercie Michel Cymes d'avoir accepté de signer la préface de cet ouvrage, et Stéphane Diagana la postface. Votre esprit aiguisé sur la question du lien entre l'activité physique, le sport de haut niveau et le sommeil donne du relief aussi bien à l'ouverture qu'à la conclusion de l'ouvrage.

Je remercie les éditions Vuibert d'avoir accepté ce beau projet. Je suis fier d'écrire le premier livre sur le sommeil pour cette maison d'édition et espère secrètement qu'il suscitera un intérêt encore plus grand autour de la question de l'activité physique et du sport. Je suis convaincu que la recherche interdisciplinaire en sciences du sport a énormément à apporter à la société dans son ensemble.

Je remercie les acteurs de l'INSEP avec qui je travaille au quotidien : chercheurs, étudiants, médecins, kinésithérapeutes, psychologues, préparateurs physiques, préparateurs mentaux, la direction et le personnel de l'INSEP. J'ai eu le plaisir de soutenir récemment mon habilitation à diriger des recherches au sein de la magnifique médiathèque de l'INSEP, j'espère que cet ouvrage trouvera sa place au sein de ce lieu de savoirs très important pour moi.

Je remercie enfin Céline et nos trois enfants qui rendent plus que jamais vivant notre quotidien et contribuent chaque jour, et chaque nuit, à me faire avancer dans mes réflexions...

TABLE DES MATIÈRES

Chapitre 3
Comment fonctionne notre sommeil

Chapitre 4
Bien manger pour bien dormir

Chapitre 5
Créer un environnement favorable au sommeil

Chapitre 6
Sommeil, stress, mental et rituels

Chapitre 7
Quelques coups de pouce éventuels

FSC
www.fsc.org
MIXTE
Papier | Pour une gestion forestière responsable
FSC® C004472

Achevé d'imprimer en Août 2024 par l'imprimerie Wilco BV - Pays-Bas
Dépôt légal: Septembre 2024
N° éditeur MAGSI20231007